石油化工重大职业中毒事故防治指南

中国石油化工集团公司安全监管局
中国石油化工集团公司职业病防治中心　组织编写

中国石化出版社

内 容 提 要

本书在介绍常见毒物的分类与分级、职业中毒的理论及事故救援相关知识的基础上，对石油化工企业事故预防、事故现场处置、事故调查及综合评估等内容进行了详细阐述，同时该书还提供了一些事故案例、石油化工企业常见职业病危害因素泄漏应急处理、常见毒物急性中毒事件卫生应急处置技术方案，以供读者参考。

本书可供从事职业病防治的技术人员和管理人员使用，也可作为高等学校预防医学专业、职业卫生中毒专业师生和相关培训人员的参考书。

图书在版编目(CIP)数据

石油化工重大职业中毒事故防治指南／中国石油化工集团公司安全监管局,中国石油化工集团公司职业病防治中心组织编写.—北京:中国石化出版社,2013.9
 ISBN 978-7-5114-2309-2

Ⅰ.①石⋯ Ⅱ.①中⋯②中⋯ Ⅲ.①石油化工-职业中毒-事故预防-指南 Ⅳ.①R135.1-62

中国版本图书馆 CIP 数据核字(2013)第 183110 号

未经本社书面授权,本书任何部分不得被复制、抄袭,或者以任何形式或任何方式传播。版权所有,侵权必究。

中国石化出版社出版发行
地址:北京市东城区安定门外大街58号
邮编:100011 电话:(010)84271850
读者服务部电话:(010)84289974
http://www.sinopec-press.com
E-mail:press@sinopec.com
北京科信印刷有限公司印刷
全国各地新华书店经销

*

787×1092 毫米 16 开本 11.25 印张 220 千字
2013 年 10 月第 1 版 2013 年 10 月第 1 次印刷
定价:35.00 元

《石油化工重大职业中毒事故防治指南》编写委员会

主　　任：王　强

副 主 任：寇建朝

委　　员：何怀明　周学勤　苏树祥　傅迎春　王　坤

主　　编：寇建朝

副 主 编：周学勤　苏树祥　傅迎春

编写人员（以姓氏笔画为序）：

　　　　李国宏　吴梅香　余霞玲　傅迎春

前言

在大型石油化工企业的生产过程中，工人可能会接触到硫化氢、一氧化碳、苯及同系物等上百种化学物质，易发生重大急性中毒事故。我国重大职业中毒事故的发生有明显的集中趋势，不同行业的职业中毒特点不同。作为职业危害控制的主体，用人单位是职业病防治的第一责任者，在用工过程中必须承担保护劳动者健康的法定责任和义务。为了指导石油化工企业做好重大职业中毒事故预防，发生事故时做好现场救护和处置、事故调查等工作，我们编制了《石油化工重大职业中毒事故防治指南》。

编者在查阅了大量法律法规和文献的基础上，根据多年从事职业病防治工作的经验，针对石油化工企业的职业危害因素特点和管理模式编制了本书。本书力求将职业中毒理论和实际工作相结合，希望对职业卫生一线工作人员在进行职业中毒预防和控制工作时能提供借鉴和参考。本书介绍了职业中毒的理论、不同类别急性职业中毒、事故救援相关部门职责等内容；从职业卫生管理、应急救援能力建设、工艺、设备及材料、隐患排查和治理、工作场所管理、职业病危害告知、职业健康监护、职业病防护设施、个体防护、工作保障等方面对事故预防方法进行了阐述；对石油化工企业部分生产装置易发生急性中毒的毒物进行了识别；并对事故处置基本原则、事故报告、现场急救流程、应急检测、紧急隔离、紧急疏散、事故现场个体防护、事故调查、综合评估、职业中毒人员后续管理等方面的内容进行了阐述。

本书的编写倾注了全体编写人员的大量心血，但由于水平有限，疏漏错误之处在所难免，恳请读者和同行批评指正。在收集资料和编写过程中，中国石化集团公司安全监管局及多家企业有关同志给与了大力支持，在此一并感谢。

目 录

1 概述 ·· (1)
  1.1 背景 ··· (1)
  1.2 相关概念 ··· (2)
  1.3 常见毒物分类与分级 ··· (3)
  1.4 不同类别急性职业中毒介绍 ··· (7)
  1.5 事故救援相关部门职责 ··· (15)

2 事故预防 ··· (20)
  2.1 职业卫生管理 ·· (20)
  2.2 应急救援能力建设 ··· (22)
  2.3 工艺、设备及材料 ··· (27)
  2.4 隐患排查和治理 ··· (28)
  2.5 工作场所管理 ·· (29)
  2.6 职业病危害告知 ··· (32)
  2.7 职业健康监护 ·· (33)
  2.8 职业病防护设施 ··· (33)
  2.9 个体防护 ·· (33)
  2.10 工作保障 ··· (34)
  2.11 作业场所易发生急性中毒毒物的识别 ······························ (35)

3 事故现场处置 ··· (44)
  3.1 事故处置基本原则 ··· (44)
  3.2 事故报告 ·· (45)
  3.3 现场急救流程 ·· (46)
  3.4 应急检测 ·· (60)
  3.5 紧急隔离 ·· (65)
  3.6 紧急疏散 ·· (67)
  3.7 事故现场个体防护 ··· (70)

4 事故调查及综合评估 ··· (78)
  4.1 事故调查 ·· (78)

  4.2 综合评估 …… (79)
  4.3 认真总结教训，制定改进措施 …… (80)
5 职业中毒人员后续管理 …… (81)
  5.1 用人单位职业中毒人员健康监护档案 …… (81)
  5.2 职业中毒人员定期医学随访 …… (81)
6 事故案例 …… (82)
  6.1 天然气井井喷失控事故 …… (82)
  6.2 氯气泄漏爆炸事故 …… (83)
  6.3 尿素生产装置阀门破裂导致急性氨中毒、灼伤事故 …… (85)
  6.4 液氨储罐阀门意外破裂导致液氨泄漏发生中毒事故 …… (86)
  6.5 急性苯中毒事故 …… (86)
  6.6 进釜作业导致急性苯中毒死亡事故 …… (87)
  6.7 急性丙烯腈中毒事故 …… (88)
  6.8 急性氮气窒息事故 …… (88)
  6.9 更换氯气罐阀发生氯气泄漏中毒 …… (89)
  6.10 维修加油站油罐发生急性汽油中毒事故 …… (89)
  6.11 残留氢氟酸灼伤电焊工事故 …… (90)
  6.12 清洗配酸槽发生急性氰化物中毒死亡事故 …… (90)
  6.13 氰化氢泄漏导致急性氰化氢中毒事故 …… (91)
  6.14 化肥厂检修锅炉发生急性一氧化碳中毒 …… (91)
  6.15 仪表工维修作业时发生硫化氢中毒事故 …… (92)
  6.16 加氢精制联合装置检修时作业人员发生硫化氢中毒事故 …… (93)
  6.17 催化装置排液不当造成作业人员硫化氢恶性中毒事故 …… (94)
附录1 石油化工企业常见毒物泄漏应急处理 …… (95)
附录2 急性氨中毒事件卫生应急处置技术方案 …… (108)
附录3 急性苯及苯系物中毒事件卫生应急处置技术方案 …… (116)
附录4 急性单纯窒息性气体中毒事件卫生应急处置技术方案 …… (124)
附录5 急性甲醇中毒事件卫生应急处置技术方案 …… (132)
附录6 急性硫化氢中毒事件卫生应急处置技术方案 …… (140)
附录7 急性氯气中毒事件卫生应急处置技术方案 …… (148)
附录8 急性氰化物中毒事件卫生应急处置技术方案 …… (155)
附录9 急性一氧化碳中毒事件卫生应急处置技术方案 …… (166)
参考文献 …… (174)

1 概述

1.1 背景

随着科学技术的进步和我国经济社会的快速发展，化学品使用的种类、数量不断增加，范围迅速扩大，给人类生活带来便利的同时，也给人类健康带来威胁。有报道称至2008年3月10日，已登记化学物种类已经达到34155289种。我国有劳动力人口7.4亿多，为数众多的劳动者不同程度地接触有毒有害化学品，职业中毒仍然是我国主要的职业病之一，每年报告的病例数约占职业病报告的20%，平均每年报告重大急性职业中毒近40起，数百人中毒，数十人死亡。

中国疾病预防控制中心对1989~2003年间全国重大急性中毒事故资料进行分析，研究结果显示：我国重大职业中毒事故平均中毒率为54.8%，平均病死率16.4%，平均中毒年龄(31.9±9.8)岁，平均中毒死亡年龄(33.7±10.3)岁，直接导致职业中毒的化学毒物超过112种，引起中毒的毒物主要为硫化氢、一氧化碳、苯及同系物、金属和类金属、二氧化碳、氯气、苯的氨基硝基化合物、农药、其他有机溶剂、酸、氰化物、氨、氮气等，因急性中毒导致死亡的前三种毒物分别是硫化氢、一氧化碳和苯；而苯、锰和铅及其各自的化学物则是导致慢性职业中毒的最主要的化学毒物；研究结果还显示，83.8%硫化氢重大中毒事故发生在密闭空间，46%的中毒和死亡是由于救援不当引起的，更让人震惊的是，个别消防队员由于缺乏相应的防护知识，也在应急救援中失去了宝贵的生命。

我国重大急性中毒事故主要发生在化学工业、制造业、水处理、开采业、建筑业、食品酿造、造纸业等；中毒事故发生岗位主要集中在清洗、检修、生产、喷漆、采矿、搬运、加料、挖掘、疏通、冶炼、电焊、胶合、爆炸等岗位；对中毒事故原因进行分析表明，缺乏职业安全健康教育、缺乏安全意识、无个人防护设备、无密闭通风排毒设施或排毒效果不好、无安全操作规程和违反安全操作制度是导致中毒的主要原因。我国重大职业中毒事故的发生有明显的集中趋势，不同行业的职业中毒特点不同，职业中毒预防控制的关键在重点毒物、高危行业和主要岗位，强化管理是预防控制职业中毒的重要手段。

突发职业中毒事故预见性差，来势凶猛、死亡率高，严重威胁公众的生命安全和社会稳定，预防重大职业中毒是社会经济和技术发展的重要内容之一。近年来，社会各界和企业自身对劳动者健康权益都给予了足够的关注和重视，企业的经济建设，社会的发展，决不允许以牺牲工人健康权益为代价，要以人为本，预防重大职业中毒事故。

职业危害控制的主体是用人单位，它是职业病防治的第一责任者，在用工过程中必须承担保护劳动者健康的法定责任和义务。企业经营者应将职业健康与安全意识整合到企业社会责任内，以确保企业社会责任体现在对职业健康与安全的承诺与实施，做到企业利润、职工职业健康与安全，以及环境保护与资源利用诸方面和谐发展与良性互动。只有这样，才能更好地改善劳动者的健康状况、提高职业生命质量。为了指导石油化工企业做好重大职业中毒事故预防，发生事故时做好现场救护和处置，我们编制了此书。

1.2 相关概念

1.2.1 毒物

任何物质剂量足够大时都是有毒的。化学物产生毒作用所需的剂量有很大区别，毒物通常是指在小剂量时，即能对机体产生有害作用的化学物质，毒物进入机体后，能与机体组织发生化学或物理化学作用，破坏正常生理功能，引起机体暂时的或长期的病理状态的化学物质。

1.2.2 急性职业中毒

急性职业中毒是指劳动者在生产过程中，毒物一次或短时间内（几分钟至数小时）大量进入人体而引起的中毒。

1.2.3 职业病危害事故分类

按一次职业病危害事故所造成的危害严重程度，职业病危害事故分为三类。一般事故：发生急性职业病10人以下的；重大事故：发生急性职业病10人以上50人以下或者死亡5人以下的；特大事故：发生急性职业病50人以上或者死亡5人以上。

1.2.4 突发中毒事件危险度分级

根据突发中毒事件的特点和现场情况，将突发中毒事件危险度分为三级。详见表1-1。

表1-1 突发中毒事件危险度分级

突发中毒事件分级	高毒或剧毒	中等或低毒	三致性*	大量泄漏	少量泄漏	再次发生的可能性	恐怖或特殊性质	人员及动物伤亡	经口中毒事件
一级	√								
				√		√			
				√			√		
				√				√	
			√						
二级	√				√				
		√							
三级									√
		√			√				

* 可致癌、致畸、致突变，"√"表示同时出现的因素。

1.3 常见毒物分类与分级

1.3.1 常见毒物分类

以不同分类方法可将毒物分成若干类别。

1.3.1.1 按其毒作用的主要部位（靶器官、靶系统）分类

分为作用于神经（精神）系统、呼吸系统、血液系统、消化系统、心血管系统、肌肉骨骼系统、泌尿系统、生殖系统、感官系统、免疫系统、皮肤等的毒物。

1.3.1.2 按其作用性质分类

分为刺激性、腐蚀性、窒息性、麻醉性、溶血性、致敏性、致癌性、致畸性、致突变性等毒物。

1.3.1.3 按其化学性质和用途相结合的分类法分类

可分为以下7类，这种分类方法主要针对工业毒物而言。本书按照此种分类方法进行叙述。

（1）刺激性气体

刺激性气体是指对眼、呼吸道黏膜和皮肤具有刺激作用的一类有害气体。此类气体多具有腐蚀性，常因不遵守操作规程或容器、管道等设备被腐蚀而发生跑、冒、滴、漏而污

染作业环境。石化企业常见刺激性气体有如下几项。

无机酸：如硫酸、盐酸、硝酸、氢氟酸等。

有机酸：如甲酸、乙酸、丙酸、丁酸等。

成酸氧化物（酸酐）：二氧化硫、三氧化硫、二氧化氮等。

成酸氢化物：氯化氢、氟化氢、溴化氢等。

卤族元素及其化合物：氟、氯、溴、碘、溴甲烷、碘甲烷、光气等。

氮的氧化物：一氧化氮、二氧化氮、五氧化二氮等。

氯及其他化合物：氯、氯化氢、二氧化氯、光气、四氯化硅、四氯化钛等。

硫的化合物：二氧化硫、三氧化硫、硫化氢等。

成碱氢化物：氨。

强氧化剂：臭氧。

酯类：硫酸二甲酯、甲酸甲酯、二异氰酸甲苯酯、氯甲酸甲酯等。

金属化合物：氧化镉、羰基镍等。

醛类：甲醛、乙醛、丙烯醛、三氯乙醛等。

氟代烃类：八氟异丁烯、氟光气、六氟丙烯、氟聚合物的裂解残液气和热解气等。

其他：氯甲醚、四氯化碳、一甲胺、二甲胺、环氧氯丙烷等。

（2）窒息性气体

是指那些以气态形式存在，使机体摄取、运输和利用氧的任一环节发生障碍，引起机体缺氧的物质。可分为单纯窒息性气体、血液窒息性气体和细胞窒息性气体。其中单纯窒息性气体是指本身毒性很低，或属惰性气体，但由于他们的存在可使空气中氧含量明显降低，使机体难以从吸入气中得到足够的氧气供应，造成肺内氧分压下降，动脉血氧分压降低，导致机体缺氧、窒息的气体。常见的有氮气、二氧化碳、甲烷、乙烷、乙烯等。血液窒息性气体是指血液以化学结合方式携带运输氧气，此类气体可以阻碍血液（血红蛋白）与氧气的化学结合，并阻碍它向组织细胞释放携带的氧气，从而导致组织供氧障碍，引起窒息；常见的有一氧化碳、一氧化氮、苯的氨基或硝基化合物蒸气等。细胞窒息性气体主要通过抑制细胞呼吸酶活性，阻碍细胞利用氧进行生物氧化的有害气体，此种缺氧是一种"细胞窒息"，也称"内窒息"，因此血氧并无明显降低，属于这一类的毒物主要为硫化氢、氰化氢。

（3）金属和类金属

金属、类金属及其化合物在生产活动中主要通呼吸道侵入人体，可引起急性中毒。主要包括铅及其化合物、锌及其化合物、汞及其化合物、铬及其化合物、砷及其化合物、磷及其化合物、镍及其化合物等。

(4) 高分子化合物

高分子化合物本身化学性质稳定，对人体基本无毒害。但某些聚合物中的游离单体，或聚合物在加热、燃烧或反应过程中产生的热裂解产物，以及生产中使用的某些添加剂或助剂会引起急性中毒。例如，聚氯乙烯塑料加热至160～170℃可分解出氯化氢气体；聚四氟乙烯塑料加热至250℃，开始有热解物逸出，420℃以上将分解出四氟乙烯、六氟丙烯、八氟异丁烯等，其他还有氯乙烯、氯丁二烯、丙烯腈、甲苯二异氰酸酯、苯乙烯、丙烯酰胺等。

(5) 苯的氨基和硝基化合物

苯或同系物(如甲苯、二甲苯、酚)苯环上的氢原子被一个或几个氨基($-NH_2$)或硝基($-NO_2$)取代后，即形成芳香族氨基或硝基化合物。该类化合物沸点高、挥发性低、呈固体或液体状态，难溶或不溶于水，易溶于脂肪、醇、醚、三氯甲烷等有机溶剂。该类化合物在生产条件下，主要以粉尘或蒸气的形态存在于空气中，可经呼吸道和完整皮肤吸收；对于液态化合物，经皮肤吸收途径则更为重要，在生产过程中劳动者常因物料喷洒到身上或搬运及装卸过程中外溢的液体浸湿衣服、鞋袜，从而沾染皮肤导致吸收中毒。

比较常见的有苯胺、苯二胺、联苯胺、硝基苯、二硝基苯、三硝基甲苯、硝基氯苯等。

(6) 有机溶剂

有机溶剂通常为液体，大多用作清洗剂、去污剂、稀释剂和萃取剂，多具有挥发性和脂溶性，可经呼吸道或皮肤吸收引起急性中毒。常见的如：正己烷、石油醚、汽油、环己烷、环戊二烯、苯、甲苯、二甲苯、丙酮、丁酮、环己酮、甲醚、乙醚、糠醛等。

(7) 农药

农药是用于预防、消灭或控制危害农业、林业的病、虫、草和其他有害生物以及有目的的调节植物、昆虫生长的化学合成或者来源于生物、其他天然物质的一种物质或者几种物质的混合物及其制剂。

常见的有如下几类。

有机磷酸酯类：对硫磷、甲拌磷、磷胺、敌百虫、敌敌畏(DDVP)、马拉硫磷、乐果、克瘟散等。

氨基甲酸酯类：呋喃丹、叶蝉散、灭多威、西维因、速灭威、混灭威、涕灭威、甲萘威、仲丁威、叶飞散、杀螟丹、抗蚜威、异丙威等。

拟除虫菊酯类：溴氰菊酯、氯氰菊酯、氯菊酯、胺菊酯、甲醚菊酯等。

沙蚕毒素类：杀虫双、巴丹、杀虫磺等。

有机氯类：林丹、滴滴涕、三氯杀虫酯、三氯杀螨醇、毒杀芬等。

有机硫类：代森锌、代森铵、代森环、福美双、敌锈纳、敌克松等。

有机砷类：田安、稻脚青、福美砷、稻宁、苏化911等。

有机锡类：三苯氢氧化锡（毒菌锡、T－PTH）、三环己基氢氧化锡（三环锡、鲁特丹）、三唑锡（三唑环锡、倍乐巴）、螨完锡（托尔克）和三苯氯化锡等。

1.3.2 毒物分级

1.3.2.1 毒物急性毒性分级

亦称为毒性分级。主要根据毒理学实验的动物经口、经皮半数致死量（LD_{50}）、吸入半数致死浓度（LC_{50}）进行分级，分为剧毒、高毒、中等毒、低毒和微毒共5级（表1－2）。这种分级方法仅是一个便于比较的相对指标，不能据以区分毒作用的特点。

表1-2 毒物的急性毒性分级

毒性分级	大鼠一次经口 LD_{50}/(mg/kg)	6只大鼠吸入4h 死亡2~4只的浓度/ppm	兔涂皮时 LD_{50}/(mg/kg)	对人可能致死量 (g/kg)	对人可能致死量 总量/g(60kg体重)
剧毒	<1	<10	<5	<0.05	0.1
高毒	1~	10~	5~	0.05~	3
中等毒	50~	100~	44~	0.5~	30
低毒	500~	1000~	350~	5~	250
微毒	5000~	10000~	2180~	>15	>1000

注：摘自《化学物质毒性全书》。

1.3.2.2 作业场所化学品危险性分级

根据毒物对人体健康的危害分为剧毒、高毒、中毒、低毒和无毒共5级。见表1－3。

表1-3 作业场所化学品危险性分级

级别		健康危害
4	剧毒	短期接触后可能引起死亡或严重伤害的化学品
3	高毒	短期接触后能引起暂时性或永久性伤害和有致癌性的化学品
2	中毒	短期接触或高浓度接触，可引起暂时性的伤害和长期接触可导致较为严重伤害的化学品
1	低毒	短期接触可引起刺激，但不造成永久伤害和长期接触能造成不良影响的化学品
0	无毒	长期接触基本上不造成危害的化学品

1.3.2.3 工作场所化学物职业病危害分级

依据化学物的危害程度、化学物的职业接触比值和劳动者的体力劳动强度将工作场所职业病危害作业分为四级：相对无害作业（0级）、轻度危害作业（Ⅰ级）、中度危害作业（Ⅱ级）、重度危害作业（Ⅲ级）。（引自《工作场所职业病危害作业分级 第2部分 化学物》GBZT 229.2—2010）

0级（相对无害作业）：在目前的作业条件下，对劳动者健康不会产生明显影响，应继续保持目前的作业方式和防护措施。一旦作业方式或防护效果发生变化，应重新分级。

Ⅰ级(轻度危害作业)：在目前的作业条件下，对劳动者的健康存在不良影响。应改善工作环境，降低劳动者实际接触水平，设置警告及防护标识，强化劳动者的安全操作及职业卫生培训，采取定期作业场所监测、职业健康监护等行动。

Ⅱ级(中度危害作业)：在目前的作业条件下，很可能引起劳动者的健康损害。应及时采取纠正和管理行动，限期完成整改措施。劳动者必须使用个人防护用品，使劳动者实际接触水平达到职业卫生标准的要求。

Ⅲ级(重度危害作业)：在目前的作业条件下，极有可能引起劳动者严重的健康损害的作业。应在作业点明确标识，立即采取整改措施，劳动者必须使用个人防护用品，保证劳动者实际接触水平达到职业卫生标准的要求。对劳动者进行职业健康体检。整改完成后，应重新对作业场所进行职业卫生评价。

1.3.2.4 高毒物品

2002年4月30日国务院第57次常务会议通过的《使用有毒物品作业场所劳动保护条例》中规定，按照有毒物品产生的职业中毒危害程度，有毒物品分为一般有毒物品和高毒物品。国家对作业场所使用高毒物品实行特殊管理。

《高毒物品目录》(卫法监发[2003]142号)收录的高毒物品共54种。此高毒物品目录考虑了如下因素，有下列情况之一的纳入高毒物品目录：(1)在《工作场所有害因素职业接触限值》(GBZ 2—2002)中 $MAC < 1mg/m^3$ 或者 $PC-TWA < 1mg/m^3$，并且在《职业病危害因素分类目录》中；(2)被IRCA认定的人类致癌物，并且在《职业病危害因素分类目录》中；(3)根据1990~2001年职业病统计年报，急性中毒和慢性中毒各前10名的毒物，并且在《职业病危害因素分类目录》中。

石油化工企业常见的高毒物品有：硫化氢、氨、苯、苯胺、丙烯酰胺、丙烯腈、对硝基氯苯、二硫化碳、二氧化氮、甲苯-2,4-二异氰酸酯(TDI)、氟化氢(氢氟酸)、铬及其化合物、甲醛、肼(联氨)、氯(氯气)、氯乙烯、锰化合物(锰尘、锰烟)、氰化氢、石棉、一氧化碳、硝基苯等。

1.4 不同类别急性职业中毒介绍

1.4.1 职业性急性刺激性气体中毒

1.4.1.1 中毒途径

主要通过呼吸道侵入人体内。

1.4.1.2 临床表现

此类气体对人体毒性作用主要表现为呼吸道局部症状，如果接触浓度高、时间长，则出现全身性中毒症状，如昏迷、抽搐。接触水溶性高的刺激性气体如氯气、氨气、二氧化硫等后立即出现畏光、流泪、结膜充血、咽痛、呛咳、胸闷、气短、头痛、头昏、恶心、乏力，严重时引起喉痉挛和声门水肿，甚至肺水肿。水溶性低的刺激性气体如光气、臭氧等对上呼吸道刺激性较小，初期表现为胸闷、气短、呼吸困难，但可在数小时后发生肺水肿。液态挥发性刺激性毒物如氢氟酸、盐酸、硝酸等直接接触皮肤，可发生灼伤。

1.4.1.3 现场救援原则

（1）迅速脱离现场：迅速将患者移离中毒现场至上风向的空气新鲜场所，安静休息，避免活动，注意保暖，必要时给予吸氧。密切观察24～72h。医务人员根据患者病情迅速将病员检伤分类，做出相应的标志，以保证后续医务人员抢救。在抢救中毒患者的同时，须及时做好周围人员及居民的紧急疏散工作。

（2）防止毒物继续吸收：脱去被毒物污染的衣物，用流动的清水及时反复清洗皮肤毛发15min以上，对于可能经皮肤吸收中毒或引起化学性烧伤的毒物更要充分冲洗，并选择适当中和剂中和处理，眼睛溅入毒物要优先彻底冲洗。

（3）对症支持治疗：保持呼吸道通畅，密切观察患者意识状态、生命体征变化，发现异常立即处理。保护各脏器功能，维持电解质、酸碱平衡等对症支持治疗。

1.4.1.4 清洗装置

现场事故喷淋装置、洗眼器、重伤员皮肤清洗装备。

1.4.2 职业性急性窒息性气体中毒

1.4.2.1 中毒途径

主要通过呼吸道侵入机体。

凡是气体、蒸气和气溶胶形态的毒物，均可由呼吸道进入人体，常引起群体性急性职业中毒；氢氰酸液体可经消化道及皮肤吸收。

1.4.2.2 临床表现

窒息性气体中毒主要致病环节是引起机体缺氧，脑对缺氧最为敏感，中毒后出现注意力不集中、头晕、头痛、乏力、烦躁不安、嗜睡，严重者昏迷、抽搐，细胞窒息性气体、化学性窒息气体（如硫化氢、氰化氢）环境中，中毒患者可发生"电击式"死亡。

1.4.2.3 现场救援原则

（1）迅速脱离现场：救护人员必须佩戴有效的个人呼吸保护器，迅速将患者移离中毒现场至上风向的空气新鲜场所，安静休息，避免活动，注意保暖，保持呼吸道通畅，病情严重应立即给予氧气吸入。心肺功能衰竭者应立即进行心、肺、脑复苏。硫化氢中毒致呼吸心跳骤停者应尽快进行人工呼吸,救助者应避免采用口对口人工呼吸以防止救助者发生中毒。观察24~72h。医务人员根据患者病情迅速将病员检伤分类,做出相应的标志,以保证医务人员抢救。在抢救中毒患者的同时须及时做好周围人员及居民的紧急疏散工作。

(2) 积极防治脑水肿:及时给予氧气吸入,包括人工呼吸机的应用。尽早尽量采用高压氧治疗。应早期、足量、短程使用糖皮质激素(如地塞米松),根据病情及时使用甘露醇利尿脱水等。重者可采用人工低温冬眠等措施。

(3) 其他对症支持治疗:根据病情使用尼莫地平、氟桂利嗪(西比灵)等改善脑血流灌注。使用扩血管药物低分子右旋糖酐等,维持正常血容量,改善脑内微循障碍。使用三磷酸腺苷、辅酶A、细胞色素C、三磷酸胞苷、胞磷胆碱、脑活素等改善脑组织代谢。预防与控制感染、维护重要脏器功能,积极治疗休克或严重的心肌损害、心律失常、心力衰竭、肺水肿、呼吸衰竭等并发症。纠正水、电解质及酸碱平衡失调、镇痉等。可使用清除氧自由基药物,如维生素E、维生素C、辅酶Q、谷胱甘肽、超氧化物歧化酶(SOD)制剂等。

(4) 应用特效解毒剂:在现场应抓紧时机,立即早期给予相应的特效解毒剂。氰化氢中毒最常使用亚硝酸钠-硫代硫酸钠疗法,临床上常用亚硝酸异戊酯、亚硝酸钠、4-二甲基氨基苯酚(4-DMAP)、亚甲蓝、对-氨基苯丙酮(PAPP)等高铁血红蛋白生成剂。严重中毒出现呼吸衰竭、脑血管损伤不能使用亚硝酸钠时,可用钴类化合物,最常用的钴类化合物为依地酸二钴。

1.4.2.4 清洗装置

现场事故喷淋装置、洗眼器、皮肤清洗装备。

1.4.3 职业性急性金属和类金属中毒

1.4.3.1 中毒途径

正常皮肤可阻碍金属吸收,但有机金属如四乙基铅、有机汞、有机锡等可通过皮肤吸收导致急性中毒。主要通过呼吸道或皮肤吸收,次要途径经消化道吸收。

1.4.3.2 临床表现

(1) 铅及其化合物急性中毒主要为经口中毒引起,表现为阵发性腹绞痛、恶心、呕吐、便秘或腹泻,口腔中经常有金属味,严重者发生中毒性脑病,出现嗜睡、运动失调,甚至昏迷、抽搐、谵妄。

(2) 四乙基铅是毒性很强的亲神经毒物,主要经呼吸道进入体内,有数小时至数天的潜伏期,初期表现为失眠、健忘、多梦、头痛、头晕、恶心、呕吐、多汗、手抖等,症状加重出现精神症状,如幻听、胡言乱语、躁动不安、哭闹打人等,严重者昏迷、谵妄、抽搐，部分病人出现体温、脉搏、血压偏低的"三低"症状。

（3）汞及其化合物中毒后起病急骤，出现头痛、头晕、乏力、发热等，口腔炎和胃肠道症状明显，表现为口内金属味、牙龈红肿、糜烂、出血、牙根松动、食欲不振、恶心、腹痛、腹泻、水样便或便中带血。部分患者1～3天后皮肤出现红色斑丘疹，严重者出现剥脱性皮炎。少数患者发生急性间质性肺炎，表现为咳嗽、咳痰、呼吸困难、发绀，并可有蛋白尿、管型尿，甚至急性肾功能衰竭。

（4）铬及其化合物粉尘或烟雾吸入中毒后，可引起急性呼吸道刺激症状，有些患者出现鼻出血、声音嘶哑，或引起过敏性哮喘。

（5）砷及其化合物急性中毒多为经口中毒引起，吸入中毒少见。吸入中毒主要表现为呼吸道和神经系统症状，胃肠道症状轻而且出现晚。砷化氢中毒以急性中毒为主，吸入后有数小时至2天的潜伏期，而后出现以溶血为主的临床表现。表现为头晕、头痛、乏力、恶心、呕吐、关节及腰部酸痛，可有畏寒、发热，巩膜黄染，尿呈深褐色至酱油色，严重者发生急性肾功能衰竭。

（6）有些金属如锌、铜、锑、锰、镁等氧化物的烟雾被吸入以后，经过一定时间的潜伏期（一般1～4h）可出现"金属烟热"，表现为寒战、发热，体温达38～39℃或更高，常伴有头痛、头晕、耳鸣、肌肉关节酸痛等症状，持续一般不超过24h。

1.4.3.3 现场救援原则

（1）迅速脱离现场：迅速将患者移离中毒现场至上风向的空气新鲜场所，安静休息，避免活动，注意保暖，必要时给予吸氧。密切观察24～72h。医务人员根据患者病情迅速将病员检伤分类，做出相应的标志，以保证后续医务人员抢救。在危险化学品泄漏事故中，必须及时做好周围人员及居民的紧急疏散工作。

（2）防止毒物继续吸收：脱去被毒物污染的衣物，用流动的清水及时反复清洗皮肤毛发15min以上，对于可能经皮肤吸收中毒或引起化学性烧伤的毒物更要充分冲洗，并可考虑选择适当中和剂中和处理，眼睛溅入毒物要优先彻底冲洗。

（3）对症支持治疗：保持呼吸道通畅，密切观察患者意识状态、生命体征变化，发现异常立即处理。保护各脏器功能，维持电解质、酸碱平衡等对症支持治疗。

（4）用特效解毒剂：在现场应抓紧时机，立即早期给予相应的特效解毒剂。二巯基丙醇、二巯基丙磺酸钠、二巯丁二钠适用于砷、汞、金、铅等重金属中毒，依地酸二钠钙适用于重金属中毒尤其是适用于无机铅中毒效果好，青霉胺适用于重金属中毒尤其是适用于铜中毒效果好。

1.4.3.4 清洗装置

现场事故喷淋装置、洗眼器、重伤员皮肤清洗装备。

1.4.4 职业性高分子化合物急性中毒

1.4.4.1 中毒途径

主要通过呼吸道或皮肤吸收，次要途径经消化道吸收。

凡是气体、蒸气和气溶胶形态的毒物，均可由呼吸道进入人体，常引起群体性急性职业中毒；一些脂溶性毒物可通过完整的皮肤吸收进入人体。当皮肤损伤或患有皮肤病时，大量原本不能经皮肤吸收的毒物也可进入人体，有些腐蚀性化学物可通过灼伤的皮肤吸收；由呼吸道进入的毒物粘附在鼻咽部，可被吞咽经消化道进入人体。

1.4.4.2 临床表现

一般来说，高分子化合物的成品无毒或毒性很小。其毒性取决于所含游离单体的量和助剂的种类。高分子化合物生产中的职业危害，多发生于单体制造过程，如氯乙烯、丙烯腈等，对接触者可致急慢性中毒，甚至引起职业性肿瘤；脲醛树脂对皮肤的刺激作用大于酚醛树脂，是因其所含的游离单体甲醛较多之故。在单体生产和聚合过程中，还可接触各种助剂（添加剂），包括催化剂、引发剂、调聚剂、凝聚剂等。高分子化合物生产中产生的某些化学物质的远期效应——致癌、致突变、致畸作用值得引起重视，如氯乙烯为确认致癌物，可引起肝血管肉瘤和肝癌。某些高分子化合物粉尘，可致上呼吸道黏膜刺激症状；酚醛树脂、环氧树脂等对皮肤有原发性刺激或致敏作用；聚氯乙烯等高分子化合物粉尘对肺组织有轻度致纤维化作用。

1.4.4.3 现场救援原则

（1）迅速脱离现场：迅速将患者移离中毒现场至上风向的空气新鲜场所，安静休息，避免活动，注意保暖，必要时给予吸氧。密切观察 24~72h。医务人员根据患者病情迅速将病员检伤分类，做出相应的标志，以保证后续医务人员抢救。

（2）防止毒物继续吸收：脱去被毒物污染的衣物，用流动的清水及时反复清洗皮肤毛发 15min 以上，对于可能经皮肤吸收中毒或引起化学性烧伤的毒物更要充分冲洗，并可考虑选择适当中和剂中和处理，眼睛溅入毒物要优先彻底冲洗。

（3）对症支持治疗：保持呼吸道通畅，密切观察患者意识状态、生命体征变化，发现异常立即处理。保护各脏器功能，维持电解质、酸碱平衡等对症支持治疗。

（4）应用特效药物治疗：在现场应抓紧时机，立即早期给予相应的特效药物。丙烯腈轻度中毒者可静脉注射硫代硫酸钠，重度中毒者可使用高铁血红蛋白形成剂和硫代硫酸钠，硫代硫酸钠根据病情可重复应用。美国职业安全卫生法和德国提出了用静脉注射 N-乙酰半胱氨酸的解毒方法。

1.4.4.4 清洗装置

现场事故喷淋装置、洗眼器、重伤员皮肤清洗装备。

1.4.5 职业性急性苯的氨基和硝基化合物中毒

1.4.5.1 中毒途径

主要通过呼吸道或皮肤。

该类化合物在生产条件下，主要以粉尘或蒸气的形态存在于空气中，可经呼吸道和完整皮肤吸收；对于液态化合物，经皮肤吸收途径则更为重要，在生产过程中劳动者常因物料喷洒到身上或搬运及装卸过程中外溢的液体浸湿衣服、鞋袜，从而沾染皮肤导致吸收中毒。

1.4.5.2 临床表现

此类化合物吸收进入人体后在肝脏代谢，经氧化还原后大部分代谢产物经肾脏随尿排出。该类化合物主要引起血液及肝、肾等损害，由于各类衍生物结构不同，其毒性也不尽相同。如苯胺形成高铁血红蛋白较快，硝基苯对神经系统作用明显，三硝基甲苯对肝和眼晶体损害明显，邻甲苯胺可引起血尿，联苯胺和萘胺可致膀胱癌等。

1.4.5.3 现场救援原则

（1）迅速脱离现场：迅速将患者移离中毒现场至上风向的空气新鲜场所，安静休息，避免活动，注意保暖，必要时给予吸氧。密切观察 24~72h。医务人员根据患者病情迅速将病员检伤分类，做出相应的标志，以保证后续医务人员抢救。在抢救中毒患者的同时须及时做好周围人员及居民的紧急疏散工作。

（2）防止毒物继续吸收：脱去被毒物污染的衣物，用流动的清水及时反复清洗皮肤毛发 15min 以上，对于可能经皮肤吸收中毒或引起化学性烧伤的毒物更要充分冲洗，眼睛溅入毒物要优先彻底冲洗。

（3）对症支持治疗：保持呼吸道通畅，密切观察患者意识状态、生命体征变化，发现异常立即处理。保护各脏器功能，维持电解质、酸碱平衡等对症支持治疗。

（4）应用特效解毒剂：在现场应抓紧时机，立即早期给予相应的特效解毒剂。苯的氨基及硝基化合物中毒后引起的高铁血红蛋白血症，可小剂量使用亚甲蓝（1~2mg/kg），某些氰化物中毒应使用较缓的高铁血红蛋白形成剂对－氨基苯丙酮及硫代硫酸钠。

1.4.5.4 清洗装置

现场事故喷淋装置、洗眼器、皮肤清洗装备。

1.4.6 职业性急性有机溶剂中毒

1.4.6.1 中毒途径

主要通过呼吸道或皮肤。

有机溶剂多易挥发，接触途径以吸入为主。脂溶性是有机溶剂的重要特性，这是决定它与神经系统亲和,具有麻醉作用的重要因素,但它又兼有一定的水溶性,故可经皮肤进入体内。

1.4.6.2 临床表现

由于有机溶剂具有脂溶性,摄入后多分布于富有脂肪的组织,包括神经系统、肝脏等,血-组织膜屏障亦富含脂肪,故有机溶剂亦分布于血流充足的骨骼和肌肉组织。

有机溶剂急性中毒可引起职业性皮炎,皮肤红斑和水肿,少数工业溶剂能引起过敏性接触性皮炎,三氯乙烯甚至可引起严重的剥脱性皮炎。

急性有机溶剂中毒时出现的中枢神经系统抑制症状与酒精中毒相似,可表现为头痛、恶心、呕吐、眩晕、步态不稳、语言不清、倦怠、嗜睡、衰弱、易激怒、神经过敏、抑郁、定向力障碍、意识错乱或丧失,甚至可死于呼吸抑制。严重超剂量接触,中枢神经系统可出现持续性脑功能不全,并伴发昏迷、脑水肿。

有机溶剂对呼吸道有一定的刺激作用,高浓度的醇、酮和醛类还会引起蛋白变性。溶剂引起呼吸道刺激部位通常在上呼吸道,接触溶解度高、刺激性强的溶剂如甲醛类尤其如此。超量接触溶解度低、刺激性较弱的溶剂,亦可造成呼吸道深部损伤,引起急性肺水肿。

1.4.6.3 现场救援原则

(1)迅速脱离现场:迅速将患者移离中毒现场至上风向的空气新鲜场所,安静休息,避免活动,注意保暖,必要时给予吸氧。密切观察24~72h。医务人员根据患者病情迅速将病员检伤分类,做出相应的标志,以保证后续医务人员抢救。在抢救中毒患者的同时须及时做好周围人员及居民的紧急疏散工作。

(2)防止毒物继续吸收:脱去被毒物污染的衣物,用流动的清水及时反复清洗皮肤毛发15min以上,对于可能经皮肤吸收中毒或引起化学性烧伤的毒物更要充分冲洗,眼睛溅入毒物要优先彻底冲洗。

(3)对症支持治疗:保持呼吸道通畅,密切观察患者意识状态、生命体征变化,发现异常立即处理。保护各脏器功能,维持电解质、酸碱平衡等对症支持治疗。

(4)应用特效解毒剂。

1.4.6.4 清洗装置

现场事故喷淋装置、洗眼器、皮肤清洗装备。

1.4.7 职业性急性农药(杀虫剂、杀菌剂、杀螨剂)中毒

1.4.7.1 中毒途径

急性农药中毒事件往往是由于农药生产车间设备工艺落后,出现跑、冒、滴、漏,通风排毒措施欠佳;包装农药时,缺少个人防护等;运输和销售农药时发生包装破损,药液

溢漏；使用农药时，违反安全操作规程，配药及施药时缺乏个人防护，配制农药浓度过高，施药器械溢漏，徒手或用口吹处理喷管故障，逆风喷洒，未遵守隔行施药，以及衣服和皮肤污染农药后未及时清洗等。

中毒途径主要通过呼吸道或皮肤。

1.4.7.2 临床表现

（1）有机磷酸酯类杀虫剂吸入中毒潜伏期短，皮肤吸收可有数小时的潜伏期，出现头痛、头晕、恶心、呕吐、多汗、流涎、瞳孔缩小、肌束震颤、心动过缓，严重者出现肺水肿、昏迷、抽搐等。

（2）氨基甲酸酯类杀虫剂临床表现与有机磷酸酯类杀虫剂类似，但潜伏期较短，病情恢复较快。

（3）其余农药急性职业中毒均少见，且一般中毒症状较轻。但混配农药使用逐渐增多，且大多为使用者自配，中毒表现比较复杂。

1.4.7.3 现场救援原则

（1）迅速脱离现场：迅速将患者移离中毒现场至上风向的空气新鲜场所，安静休息，避免活动，注意保暖，必要时给予吸氧。密切观察24～72h。医务人员根据患者病情迅速将病员检伤分类，做出相应的标志，以保证后续医务人员抢救。

（2）防止毒物继续吸收：脱去被农药污染的衣物，用微温弱碱水（1%～5%碳酸氢钠溶液）或肥皂水（忌用热水或酒精之类）彻底清洗全身污染部位，包括头发、皮肤、指甲、伤口和易忽略的部位，眼内污染用2%碳酸氢钠溶液或生理盐水冲洗10～20min，污染现场可用清水先行冲洗。如是敌百虫中毒，则只能用清水冲洗，不能用碱水或肥皂（因敌百虫遇碱性物质会变成更毒的敌敌畏）。

（3）对症支持治疗：一旦出现呼吸肌麻痹，及早行气管插管，给予呼吸机辅助呼吸直至自主呼吸恢复且稳定。严重中毒者积极防治中毒性脑病。改善心肺功能，维持水、电解质和酸碱平衡，保护肝肾等脏器功能，以及其他对症支持等综合治疗。

（4）应用特效解毒剂：在现场应立即早期给予相应的特效解毒剂，如有机磷酸酯类农药现场救治常用的特效解毒剂有阿托品、氯解磷定、氯磷定等。

1.4.7.4 清洗装置

现场事故喷淋装置、洗眼器、皮肤清洗装备。

不同类别急性职业中毒救治要点：尽快查清毒物种类，明确诊断，以采取针对性治疗措施。病因不明时，应当先进行抢救，同时查清毒物。治疗的重点在于维持心脑肺等脏器功能，密切观察生命体征变化。

1.5 事故救援相关部门职责

1.5.1 用人单位职责

(1) 立即控制重大职业中毒事故危害源，防止危害事故的继续扩大，及时有效地采取救援措施。

(2) 停止导致重大职业中毒事故的作业，控制事故现场，在现场醒目位置设置警戒标识，把事故危害降到最低限度。

(3) 疏通应急撤离通道，组织受害者和劳动者撤离危险区，转移到指定安全区。指导受害者和劳动者做好自身防护，组织排除险情，防止事态扩大，避免人员伤亡。

(4) 对受害者或者可能遭受急性重大职业中毒事故危害的劳动者，及时、准确、有效地进行现场救治，并安全转送到医疗机构治疗。

(5) 保护事故现场，保留导致重大职业中毒事故的材料、设备和工具等，防止破坏现场、毁灭证据。

(6) 按规定向相关部门进行重大职业中毒事故报告。

(7) 配合卫生、安全生产监督、公安、工会等有关部门进行调查，如实提供重大职业中毒事故发生情况的有关材料等。

(8) 按照卫生部门、安全生产监督部门、公安部门和工会等有关部门的要求采取其他相应措施。

1.5.2 用人单位相关部门职责

1.5.2.1 应急指挥部门

应急指挥中心：

(1) 接受上级应急管理部门的领导，请示，并落实指令。

(2) 全面负责本单位重大职业中毒事故的应急处置和救援工作。

(3) 下达预警和预警解除指令。

(4) 负责启动、实施、关闭重大职业中毒事故应急预案，指挥、调度本单位的抢险救灾、医疗救护、消防保卫、物资救援等各方面工作。

(5) 负责审查重大职业中毒事故新闻宣传报道，组织应急新闻发布会。指定新闻发言人，审定新闻发布材料。

(6) 审定并签发突发事件应急预案。

（7）审定重大职业中毒应急处置指导方案。

（8）统一协调应急资源。

（9）在应急处置过程中，负责向政府主管部门求援和配合政府应急工作。

（10）依据协议，统一协调社会救援力量。

（11）审定并签发向上级部门的事故报告。

（12）组织本单位重大职业中毒事故应急预案的演练。

（13）审查应急工作的考核结果。

（14）审批本单位应急救援费用。

现场应急指挥部：

（1）按照应急指挥中心的指令，负责现场应急指挥工作。

（2）负责调集相关部门和专家勘查现场，检测现场可燃和有毒有害气体浓度。调查和分析事故发生的原因和发展趋势，预测事故后果，研究并提出救灾、减灾等处置措施；收集现场信息，核实现场情况，针对事态发展制定和调整现场应急处置方案。

（3）负责整合调配现场应急资源。

（4）及时向上级应急指挥中心汇报应急处置情况。

（5）收集、整理应急处置过程的有关资料。

（6）核实应急终止条件并向本单位应急指挥部门请示应急终止。

（7）负责现场应急工作总结。

1.5.2.2 安全部门（职业卫生主管部门）

（1）跟踪并详细了解重大职业中毒事故的发展动态及处置情况，及时向应急指挥中心汇报、请示并落实指令。

（2）参与制定重大中毒事故的应急处置指导方案。

（3）确定本部门派往现场的人员，参与现场应急处置工作。

（4）负责组织调动和协调消防、气防、医疗救护等救援力量，并指导环境检测。

（5）按照应急指挥中心指令向对口的政府主管部门报告和求援。

（6）组织制定和修订重大职业中毒事故应急预案。

（7）协助建立重大职业中毒事故应急处置专家库。

（8）参与制定与应急处置有关责任方赔偿费标准。

（9）负责应急预案的备案工作。

（10）组织重大职业中毒事故应急预案演练方案的策划。

（11）组织对接触毒物的有关人员进行应急职业健康检查。

（12）负责应急指挥中心交办的其他任务。

1.5.2.3　生产管理部门

（1）负责应急指挥中心办公室的应急值班。

（2）接受重大职业中毒事故的报告，全面跟踪并详细了解重大职业中毒事故的发展动态及处置情况，及时向应急指挥中心汇报、请示并落实指令。

（3）按照应急指挥中心指令，及时通知机关职能部门、二级单位和专家组。

（4）组织制定重大中毒事故的应急处置指导方案。

（5）制定并落实调配应急计划和生产经营计划调整方案。

（6）确定本部门派往现场的人员，参与现场应急处置工作。

（7）负责对应急工作的日常费用做出预算。

（8）负责本单位重大职业中毒事故应急预案演练方案的策划，并组织实施。

（9）负责应急值班记录、录音和现场应急处置总结的审核、归档工作。

（10）组织根据演练或事故应对情况编制（修订）工艺技术规程、岗位操作法和工艺卡片。

（11）负责编制事故状态下供水系统运行方案。

1.5.2.4　物资装备部门

（1）跟踪并详细了解重大职业中毒事故应急物资需求情况，及时向应急指挥部中心办公室汇报、请示并落实指令。

（2）参与制定应急处置指导方案。

（3）组织调配、协调本单位内、外部应急救援物资。

（4）负责本单位应急救援物资的计划编制、物资采购、物资保管及物资供应。

（5）确定本部门派往现场的人员，参与现场应急处置工作。

1.5.2.5　宣传部门

（1）指导并协助事故单位做好思想稳定、政策解释、法律法规的宣传工作。

（2）参与制定应急处置指导方案。

（3）参与群体性上访人员稳定思想和疏导工作。

（4）确定本部门派往现场的人员，参与现场应急处置工作。

（5）通过各种宣传手段，对员工和周边公众广泛宣传应急法律法规和应急常识。

（6）负责组织重大职业中毒事故情况下新闻宣传报导等工作。

（7）负责事故相关图片资料的摄制、保存。

1.5.2.6　发展计划部门

（1）制定与重大职业中毒事故应急工作有关的年度投资计划。

（2）参与制定与应急处置有关的责任方赔偿费标准。

（3）随时向安全环保部门提供隐患治理项目计划。

1.5.2.7　财务部门

（1）落实与重大职业中毒事故应急工作有关的年度投资计划。

（2）在重大职业中毒事故发生后，根据指令拨付应急救援处置费用。

（3）负责核销应急救援发生的费用。

（4）组织法律事务部门、发展计划部门、安全环保部门、人事部门、纪委监察部门等，制定与应急处置有关责任方赔偿费标准。

（5）负责应急资金的筹集和使用等有关工作。

1.5.2.8　后勤保卫部门

（1）维持现场秩序、阻止无关人员进入。

（2）进行人员疏散，保证人员安全撤离。

（3）保证交通路线通畅，保障救灾物资安全、顺利到达目的地。

（4）事故发生后，控制无关人员进入现场。

1.5.2.9　消防队、气防站

（1）跟踪并了解重大职业中毒事故现场的应急处置情况，及时向应急指挥中心汇报、请示并落实指令。

（2）确定本部门派往现场的人员，参与现场应急处置工作。

（3）派出专业救护人员参与现场中毒人员的救护。

1.5.2.10　工会部门

在发生重大职业中毒事故时，要参与事故的调查，组织劳动者撤离现场，协助相关部门查清事故原因，对劳动者采取有效防护措施，处理好事故的善后工作，依法维护劳动者合法权益。

1.5.2.11　信息部门

在重大职业中毒事故的应急处置过程中，保证网络系统和通信畅通。

1.5.2.12　专家组

（1）为应急工作提供建议和技术支持。

（2）参与制定现场应急处置方案。

1.5.3　职业病防治机构

参与重大职业中毒事故处理工作的职业病防治机构应具有相应的技术力量，包括职业卫生调查人员、检测人员以及应急检测所需的仪器设备材料等。

（1）跟踪并详细了解重大职业中毒事故的发展动态及处置情况，及时向应急指挥中心汇报、请示并落实指令。

（2）组织专业技术人员深入事故现场了解生产环境、生产过程和存在的有毒有害因素种类、事故危害源及其逸散情况、受害者接触方式、接触程度、接触时间，选定检测点。

（3）派出应急检测人员，对事故现场有毒有害因素进行检测，全面分析其危害程度，出具检测检验报告。

（4）派出专业人员参与并指导现场中毒人员的救护。

（5）建议对接触毒物的有关人员进行应急职业健康检查。

1.5.4 医疗机构

承担重大职业中毒事故救治工作的医疗机构应具有相应的医疗设备和技术力量，熟练掌握这些毒物的应急救援、急救、治疗技术。

（1）组织医护人员对中毒人员进行现场分类、洗消、救治工作。

（2）负责受伤或中毒人员转运过程中的医疗监护。

（3）组织医护人员对中毒人员进行医院内救治工作。

（4）按照用人单位应急指挥中心指令向对口上级医疗部门报告和求援。

（5）为现场救援人员提供医疗咨询。

（6）对群众做自救与互救宣传。

（7）跟踪并详细了解现场中毒人员的处置情况，随时向应急指挥中心汇报、请示并落实指令。

2 事故预防

对于突发的重大职业中毒事故,应以预防为主,建立突发职业中毒事故监测与预警系统,完善快速反应机制。重点从以下几个方面做好事故预防。

2.1 职业卫生管理

2.1.1 设立职业病防治领导机构

用人单位的主要负责人对本单位的职业病防治工作全面负责。职业病防治领导机构由法定代表人、管理者代表、相关职能部门以及工会代表组成,其主要职责是审议职业卫生工作计划和方案,布置、督查和推动职业病防治工作。

2.1.2 设置职业卫生管理机构

用人单位应设置或者指定职业卫生管理机构及其相关组织,负责本单位职业卫生管理体系的建立和运行。

2.1.3 配备专(兼)职的职业卫生专业人员

用人单位应配备专(兼)职的职业卫生专业人员,对本单位职业卫生工作提供技术指导和管理。国家安全生产监督管理总局令第47号规定,职业病危害严重的用人单位,应当设置或者指定职业卫生管理机构或者组织,配备专职职业卫生管理人员。其他存在职业病危害的用人单位,劳动者超过100人的,应当设置或者指定职业卫生管理机构或者组织,配备专职职业卫生管理人员;劳动者在100人以下的,应当配备专职或者兼职的职业卫生管理人员,负责本单位的职业病防治工作。职业卫生专(兼)职人员配备人数可参照《用人单位职业病防治指南》(GBZ/T 225—2010),用人单位按职工总数的2‰~5‰配备职业卫生专(兼)职人员,职工人数少于300人的用人单位至少应配备一名职业卫生专(兼)职人员。

2.1.4 明确相关组织的职能

用人单位应明确职业卫生管理、人事及劳资、工会、企业管理、财务、生产调度、物资采购、设备管理、工程技术等相关部门在职业卫生管理方面的职责和要求。

2.1.5 职业病防治工作纳入目标管理责任制

用人单位在制定生产经营整体规划时,应将职业病防治工作纳入法定代表人的目标管理责任制中,并通过层层分解的目标使下属机构都有相应的职责、任务、目标、进度和考核指标。

2.1.6 建立、健全职业卫生管理制度

用人单位应根据国家、地方的职业病防治法律法规的要求,结合本单位实际制定相应的规章制度。职业卫生管理制度应涵盖职业病危害项目申报、建设项目职业病危害评价、作业场所管理、作业场所职业病危害因素监测、职业病防护设施管理、个人职业病防护用品管理、职业健康监护管理、职业卫生培训、职业病危害告知等方面。

职业卫生管理制度应包括适用范围、工作方针、管理部门及职责、管理内容(包括前期预防、劳动用工管理、职业健康管理、作业场所管理、职业病诊断与鉴定管理等)、保障措施等要素。

2.1.7 设置岗位操作规程

岗位操作规程应经科学论证,并与岗位职责相对应,其内容还应包括职业卫生防护的内容,用人单位应组织劳动者学习并掌握,劳动者必须遵守执行。

2.1.8 建立、健全职业卫生档案

用人单位应建立职业卫生档案,指定专(兼)职人员负责,并应对档案的借阅作出规定。

职业卫生档案应包括:用人单位职业卫生基本情况、生产工艺流程、所使用的原辅材料名称及用量、产品、副产品、中间产品及产量、人员接触职业病危害因素情况、职业病危害因素动态监测结果及其汇总、职业健康检查结果、职业病病人档案、职业病防护设施运转及维护档案、职业卫生隐患治理情况、建设项目职业卫生"三同时"情况等内容。

2.1.9　建立、健全劳动者职业健康监护档案

根据职业病防治相关法律法规规定，用人单位应为存在劳动关系的劳动者(含临时工)建立职业健康监护档案。职业健康监护档案应包括以下内容：

——劳动者姓名、性别、年龄、籍贯、婚姻、文化程度、嗜好等一般概况；
——劳动者职业史、既往史和职业病危害接触史；
——相应工作场所职业病危害因素监测结果；
——上岗前、在岗期间和离岗时职业健康检查结果及处理情况；
——职业病诊疗等劳动者健康资料。

2.1.10　建立、健全工作场所职业病危害因素检测及评价制度

用人单位应建立、健全工作场所职业病危害因素检测及评价制度。制定具体实施细则，具体包括：应检测的单位、装置、岗位、职业病危害因素、检测点、检测周期、委托的检测机构(有相应资质)和经费保障等内容。

2.1.11　确保职业病防治管理必要的经费

用人单位应确保职业病防治管理必要的经费，职业病防治管理经费包括人员配备、机构设置、职业病危害预防和治理、建设项目职业病危害预评价和控制效果评价、职业病防护设施配置与维护、个人职业病防护用品配置与维护、职业病危害因素检测与评价、职业健康监护、职业卫生培训、职业病病人诊断、治疗、赔偿与康复，工伤保险等方面。

2.2　应急救援能力建设

用人单位必须要建立完整、科学、有力的应急体系，快速、有效的应急机制，尽可能地将灾害降到最低限度。

应急救援由应急事件预测和报警接收、应急救援预案的编制、应急救援培训和演练、应急救援行动的开展、恢复工作等组成。一旦发生重大职业中毒事故，用人单位能够在短时间内配齐人员、物资和能源，迅速采取措施，达到群策群防群控目的，控制职业中毒事故的发展，使事故造成的损失降低到最小。

2.2.1　应急队伍及装备

生产或使用有毒物质、有可能发生急性职业中毒事故的用人单位应考虑设置应急救援

组织机构(站)，配备相应的救援人员。

（1）应急救援机构(站)可设在厂区内或厂区外，设在厂区外的应考虑应急救援机构(站)与用人单位的距离及最佳响应时间。应急救援组织机构急救人员的人数宜根据工作场所的规模、职业性有害因素的特点、劳动者人数，按照0.1%~5%的比例配备，并对急救人员进行相关知识和技能的培训。有条件的用人单位，每个工作班宜至少安排1名急救人员。

（2）生产或使用剧毒或高毒物质的高风险用人单位应设置紧急救援站或有毒气体防护站。

紧急救援站或有毒气体防护站使用面积可参考表2-1。有毒气体防护站的装备应根据职业病危害性质、企业规模和实际需要确定，并可参考表2-2配置。表2-1、表2-2引自《工业企业设计卫生标准》(GBZ 1—2010)。

表2-1 紧急救援站或有毒气体防护站使用面积

职工人数/人	最小使用面积/m²
<300	20
300~1000	30
1001~2000	60
2001~3500	100
3501~10000	120
>10000	200

表2-2 有毒气体防护站装备参考配置表

装备名称	数量	备注
万能校验器	2~3台	
空气或氧气充装泵	1~2台	
天平	1~2台	
采样器、胶管	按需要配备	
快速检测分析仪器(包括测爆仪、测氧仪和毒气监测仪)	按需要配备	
器材维修工具(包括台钳、钳工工具)	1套	
电话	2部	
录音电话	1部	
生产调度电话	1部	
对讲机	2对	
事故警铃	1只	

续表

装备名称	数量	备注
气体防护作业(救护)车	1~2辆	设有声光报警器，配有空气呼吸器、苏生器、安全帽、安全带、全身防毒衣、防酸碱胶皮衣裤、绝缘棒、绝缘靴、手套、被褥、担架、防爆照明等抢救用的器具
空气呼吸器	根据技术防护人员及驾驶员人数确定	
过滤式防毒面具	每人1套	

（3）用人单位设置的应急救援机构（站）应统筹考虑生产区内各生产装置的特点，满足各生产装置应急救援的需要。

（4）用人单位应根据车间（岗位）有毒物质的种类和分布情况配备防毒器具，设置事故专柜。防毒器具在事故专柜内铅封存放，设置明显标识，并定期由专人检查与维护，确保应急使用。

事故专柜内用品根据装置毒物的种类及危害特点进行配置，一般包括正压空气呼吸器（至少2套）、自吸过滤式防毒面具等。其他防护用品，如防护服、防护鞋、安全帽、护目镜、防护手套、便携式检测报警仪、安全绳、扳手、应急灯等视装置具体需要进行配备。配置的数量具体由各基层单位根据作业环境危害评估、应急准备需要、作业人数、活动频次、消耗情况、现场已有监测或控制措施等综合分析后确定。

有毒气体浓度可能超过接触限值的装置或场所，针对有毒物质种类配备相应的便携式有毒气体检测仪器和正压式空气呼吸器（携气式），正压式空气呼吸器（携气式）配备数量不低于一个班组正常作业时人数的30%，且不少于两套（台）；自吸过滤式防毒面具每人一套；长管空气呼吸器及空气源数量根据现场作业需要配备。涉及剧毒和高毒危险物质装置可根据现场需要配备相应特殊的应急救援用设施及防护用品。

2.2.2 编制急性职业中毒事故专项应急救援预案

除编制总体应急预案外，用人单位还应编制职业中毒事故专项应急救援预案并形成书面文件予以公布。职业病危害事故专项应急救援预案应明确本单位可能导致急性职业中毒的毒物种类、数量、性质、分布等情况；明确事故可能发生的各种形式，可能影响的范围；明确应急救援的指挥机构、参与人员、事故报告、事故处置方案、事故发生后的疏通线路、紧急集合点、救援设施、医疗救护方案等内容。

职业中毒事故专项应急预案还应包括以下主要内容：应急处理指挥部门的组成和相关部门的职责；中毒事故的预防、监测与预警；信息的收集、分析、报告；应急监测机构；

应急设施、设备以及其他物资和技术的储备与调度;应急处理队伍的建设和培训等。

应急预案应根据有关规定进行备案,并通报有关应急协作单位。应急预案应定期评审,并根据评审结果或实际情况的变化进行修订和完善。

完善的应急预案,可以使用人单位能够在中毒事故发生前做好充分的准备工作,在事故发生时,协调、有序地采取应对行动,在事故后尽快恢复秩序。

2.2.3 应急救援设施

用人单位应按规定设置应急设施,配备应急装备,储备应急物资,应急救援设施应放置在车间(岗位)内或临近车间(岗位)处,一旦发生事故,应保证在10s内能够获取。应急救援设施存放(或设置)处应有醒目的警示标识,应确保劳动者知晓。应使劳动者掌握应急救援设施的使用方法。

急救救援设施应包括:不断水的冲淋、洗眼设施;事故专柜;个人防护用品;急救包或急救箱以及急救药品;转运病人的担架或装置;急救处理的设施以及应急救援通讯设备等。

现场应急救援设施应是经过国家质量监督检验合格的产品,应安全有效,并建立相应的管理制度,责任到位,有人负责,定期检查,及时维修或更新,保证现场应急救援设施的安全有效性。

应急救援设施应有清晰的标识,并按照相关规定定期保养维护以确保其正常运行。冲淋、洗眼设施应靠近可能发生相应事故的工作地点。急救箱应当设置在便于劳动者取用的地点,配备内容可根据实际需要参照表2-3确定,并由专人负责定期检查和更新。

表2-3 急救箱配置参考清单

药品名称	储存数量	用途	保质(使用)期限
医用酒精	1瓶	消毒伤口	
新洁而灭酊	1瓶	消毒伤口	
过氧化氢溶液	1瓶	清洗伤口	
0.9%的生理盐水	1瓶	清洗伤口	
2%碳酸氢钠	1瓶	处置酸灼伤	
2%乙酸或3%硼酸	1瓶	处置碱灼伤	
解毒药品*	按实际需要	职业中毒处置	有效期内
脱脂棉花、棉签	2包、5包	清洗伤口	
脱脂棉签	5包	清洗伤口	
中号胶布	2卷	粘贴绷带	
绷带	2卷	包扎伤口	

续表

药品名称	储存数量	用途	保质(使用)期限
剪刀	1个	急救	
镊子	1个	急救	
医用手套、口罩	按实际需要	防止施救者被感染	
烫伤软膏	2支	消肿/烫伤	
保鲜纸	2包	包裹烧伤、烫伤部位	
创可贴	8个	止血护创	
伤湿止痛膏	2个	淤伤、扭伤	
冰袋	1个	淤伤、肌肉拉伤或关节扭伤	
止血带	2个	止血	
三角巾	2包	受伤的上肢、固定敷料或骨折处等	
高分子急救夹板	1个	骨折处理	
眼药膏	2支	处理眼睛	有效期内
洗眼液	2支	处理眼睛	有效期内
防暑降温药品	5盒	夏季防暑降温	有效期内
体温计	2支	测体温	
急救、呼吸气囊	1个	人工呼吸	
雾化吸入器	1个	应急处置	
急救毯	1个	急救	
手电筒	2个	急救	
急救使用说明	1个		

注：引自《工业企业设计卫生标准》(GBZ 1—2010)。

＊由医护人员使用。

2.2.4 应急演练

应急演练是指用人单位多个机构、组织或群体的人员对假设的重大职业中毒事故，执行实际紧急事件发生时各自职责和任务的排练活动，是检测应急管理工作的最好度量标准，是评价应急救援预案准确性的关键措施，演练的过程也是参演和参观人员的学习和提高的过程。

用人单位应对应急救援预案的演练作出相关规定，对演练的周期、内容、项目、时间、地点、目标、效果评价、组织实施以及负责人等予以明确。应急救援演练的周期应按照相关标准和作业场所职业病危害的严重程度确定，制定最低演练周期、演练要求。明确监督部门的监督职责。应如实记录实际演练的全程并存档。对演练效果进行评估。根据评估结果，修订、完善应急预案，改进应急管理工作。

通过演练，可以具体检验紧急事件期间通讯是否正常、人员是否安全撤离、应急救援队伍是否及时参与事故救援、应急救援设施是否与紧急事件规模匹配、救援装备能否满足要求、预案制定能否与现实相符等。

2.2.5 应急救援队伍的专业技能培训

为了使应急救援组织的成员掌握必要的防灾和应急救援知识，最大限度地减少事故的损失，必须进行应急专业知识的培训。应接受培训的人员包括：现场指挥人员、生产单位管理人员、技术人员、操作人员、检维修人员、消防队员、气防人员、检测人员等。

培训内容包括：

（1）本单位应急救援预案的宣传、贯彻。

（2）本单位可能发生重大职业中毒的类型、处理程序及抢救措施。

（3）熟悉本单位可能发生重大职业中毒事故现场的平面图和实际位置、区域的布置、撤离的路线、危险源位置。

（4）重大职业中毒事故案例。

（5）紧急事件发生时，每个人在应急救援工作中的角色和承担的责任。如何进行通报、警告和信息交流；指挥手势、音响、旗语、信号。与上级的联络方法。

（6）鉴别事故现场异常情况的方法、各种异常情况的处置方法、各种工具、器具的使用。

（7）参与事故应急救援时的个体防护要求。

（8）其他应急技能培训。如心肺复苏术、止血、包扎、固定等。

2.2.6 外部救助系统

外部救助包括上级指挥中心，特殊专业人员（如设备维修、中毒抢救等专业人员），外部实验室、消防队、应急专家咨询机构、医院、电力部门等。

用人单位应做好与上述外部救助系统的沟通，确保紧急事件发生时，及时得到外部救助机构的支持。如与救援医院签订医疗救护协议等。

2.3 工艺、设备及材料

用人单位应优先采用有利于职业病防治和保护劳动者健康的新技术、新设备、新工艺和新材料；不生产、经营、进口和使用国家明令禁止使用的可能产生职业病危害的设备和材料；对采用的技术、工艺和材料不隐瞒其危害；不接受不具备防护条件的具有职业病危害的作业。

2.4 隐患排查和治理

2.4.1 隐患排查

用人单位应积极组织事故隐患排查工作,对隐患进行分析评估,确定隐患等级,登记建档,及时采取有效的治理措施。隐患排查前应制定排查方案,明确排查的目的、范围,选择合适的排查方法。用人单位隐患排查的范围应包括所有与生产经营相关的场所、环境、人员、设备设施和活动。用人单位应根据安全生产的需要和特点,采用综合检查、专业检查、季节性检查、节假日检查、日常检查等方式进行隐患排查。

随着设备运行时间的延长,各类设备、职业病防护设施可能出现老化,设备和管道的密闭性降低,物料发生跑、冒、滴、漏可能性增加,防护能力减弱,所以用人单位应有专人负责各类设备和职业病防护设施的管理、维护、保养工作,及时发现设备设施隐患,采取相应的防范措施,杜绝职业危害事故的发生。

在法律法规、标准规范发生变更或有新的法律法规、标准规范公布,以及企业操作条件或工艺改变,新建、改建、扩建项目建设,相关方进入、撤出或改变,对事故或其他信息有新的认识,组织机构发生大的调整的,应及时组织隐患排查。

用人单位应根据国家的职业卫生技术标准和规范以及作业场所职业病危害因素的识别分析,确定日常监测点、监测项目、监测频率(次),建立监测系统;指定专人负责监测的实施和管理,对作业场所职业病危害因素的浓度、强度进行动态观察,及时发现和处理危害隐患。

2.4.2 隐患治理

用人单位应根据隐患排查的结果,制定隐患治理方案,对隐患及时进行治理。

隐患治理方案应包括目标和任务、方法和措施、经费和物资、机构和人员、时限和要求。重大事故隐患在治理前应采取临时控制措施并制定应急预案。针对存在的风险,落实专项资金,编制隐患治理计划、进行整改。

隐患治理措施包括:工程技术措施、职业病危害防护措施、管理措施、教育措施等。

治理完成后,应对治理情况进行验证和效果评估。

2.4.3 预测预警

用人单位应根据生产经营状况及隐患排查治理情况,运用定量的安全生产预测预警技术，建立体现用人单位安全生产状况及发展趋势的预警指数系统。通过危险源监控管理系统，对关键生产装置、要害（重点）部位实行动态监控，构成重大危险源的定期进行评价。采取报纸、广播、传单等形式进行公众教育，告知存在的危险及应急措施，增强防范意识。

用人单位应定期对职业病危害相关信息进行汇总分析，发现异常情况及时向专家征求意见，符合预警条件的及时向有关部门及单位提出预警建议。当出现下列情况时，有关单位应按规定进行报告：监督机构在监督执法过程中，发现用人单位存在严重的重大职业中毒事故危害隐患时；职业卫生技术服务机构通过对用人单位工作场所进行危害因素的检测、评价，确定危害程度严重时；用人单位对工作场所进行日常监测和定期检测，危害因素的浓度出现严重超标时；装置有毒气体报警器和可燃气体报警器越限报警时。

用人单位获取预报信息的途径包括：下属单位上报的事件信息；国家政府通过新闻媒体公开发布的预警信息；地方政府利用新闻媒体公开发布的预警信息；用人单位应急部门告知的预报信息；对发生或可能发生的重特大事件，经风险评估得出的事件发展趋势报告。

用人单位应对关键机组、罐、反应器等设备的运行状态进行在线与离线监测与评价工作。机械动力部门根据在线运行状态监测与现场测试结果，以及专家组提交的技术分析报告，对运行中存在明显发展趋势、影响安全生产的关键机组隐患提出预警，组织用人单位和专家组共同确定带病运行的关键机组停机技术监测控制指标。生产运行保障部门定期对关键设备进行相应指标分析，并将分析结果及时反馈给用人单位；定期组织用人单位和专家，对关键设备运行状态进行分析、评价，开展故障的诊断与预测工作，对设备运行趋势作出判断。

用人单位对经风险识别分析、安全评估或专家论证认为可能发生重特大险情的状况实行预测报告制度，基层单位应向上级应急指挥中心报告。应急指挥中心接到报告后，应组织有关部门和专家，根据事件的危害程度、紧急程度和发展势态，以及政府发布的四级预警（红、橙、黄、蓝），结合单位的实际情况，对事件作出可能发生范围及程度的判断，做好启动总预案或专项预案的准备：发出启动预案的指令，并通知机关职能部门进入预警状态；指令事故单位采取防范措施，并连续跟踪事态发展。

通过采取相应的技术措施，关键设备隐患得到有效控制后，能够保证安全运行，应急指挥部门可宣布预警解除。

2.5 工作场所管理

用人单位的工作场所应满足如下要求：职业病危害因素的强度或者浓度符合国家职业

卫生标准；生产布局符合《工业企业设计卫生标准》(GBZ 1—2010)的规定；有害和无害作业分开；可能发生急性职业损伤的有毒、有害工作场所设置有毒有害及可燃气体报警装置、现场急救用品、冲洗设备、应急撤离通道、必要的泄险区、现场警示标识等。高毒作业场所应设置车间淋浴间、更衣室和有毒物品存放专用间等。职业病危害因素的强度或者浓度应符合国家职业卫生标准的要求。

2.5.1 合理布局

生产布局要合理，平面布置厂房或车间时，应重点考虑在满足主体工程需要的前提下，产生粉尘、毒物的工作场所，其发生源的布置，应符合下列要求：逸散不同有毒物质的生产过程布置在同一建筑物内时，毒性大的作业与毒性小的作业应隔开，无毒的作业和有毒的作业应隔开；粉尘、毒物的发生源应布置在工作地点的自然通风下风侧；如布置在多层建筑物内时，逸散有害气体的生产过程应布置在建筑物的上层，如必须布置在下层时，应采取有效措施防止污染上层的空气。无毒和有毒作业的分开方式可以采取有毒作业密闭化、管道化，或者将有毒作业局限在某个独立的操作间，并采取通风净化的方式将有毒气体排出。在产生职业病危害的车间与其他车间及生活区之间设置一定的卫生防护绿化带。含有挥发性气体、蒸气的废水排放管道不能通过仪表控制室和休息室等生活用室的地面下。

2.5.2 设置报警装置

可能发生强腐蚀性物质、窒息性毒物、刺激性毒物等泄漏对劳动者生命健康造成急性危害的工作场所应设置报警装置。报警装置必须经相关部门检定，并应建立相应的管理制度，责任到位，定期检查，及时维修，保证报警装置能够正常运转。

2.5.3 配置现场急救用品

可能发生急性职业损伤的有毒、有害工作场所应配置现场急救用品。现场急救用品包括发生事故时急救人员所用的个人职业病防护用品，如便携式空气呼吸器、全封闭式化学防护服、防护手套、防护鞋靴等；以及对被救者施救所需的急救用品，如做人工呼吸所需单向阀防护口罩、现场止血用品、防暑降温用品、给氧器，有特殊需求的可配备急救车、防护小药箱等。急救用品的配置种类应根据现场防护的需要，在专业人员的指导下，考虑到生产作业的特点、化学物质的理化性质、毒作用特点。急救用品应存放在车间内或临近车间的地方，一旦发生事故，应保证能够快速获取。急救用品存放地的醒目位置应有警示标识，确保劳动者知晓。应使劳动者掌握如何使用急救用品，现场急救用品应安全有效。

2.5.4 配置冲洗设备

可能接触到可经过皮肤吸收的毒物，或强腐蚀性物质、刺激性物质等可能发生皮肤黏膜或眼睛灼伤的急性职业损伤的有毒、有害工作场所应配置冲洗设备。冲洗设备主要指洗眼器、喷淋设施、流动水龙头等。特别强调冲洗设备应使用方便，且不妨碍工作，保证在发生事故时，劳动者能在10s内得到冲洗。冲洗用水应安全并保证是流动的洁净水。设置冲洗设备的地方应有明显的标识，醒目易找。冲洗设备应保证能正常使用。

2.5.5 设置应急撤离通道

可能发生急性职业损伤的有毒、有害工作场所应设置应急撤离通道。应急通道须保持通畅，设置应急照明设施，并在醒目位置设置明显的警示标识。撤离通道的宽窄应根据需要设置，如需用车辆、担架的，宽度应能保证车辆、担架顺利通过。

2.5.6 设置必要的泄险区

可能发生急性职业损伤的有毒、有害工作场所应设置必要的泄险区，根据生产条件、所使用化学品的理化特性和用量考虑泄险区设置的位置、大小和选材。泄险区周围不能存在可能与排放到泄险区的有毒有害物质发生燃烧、爆炸等化学反应的物质，泄险区四周的选材不应与泄险物发生反应，泄漏物质和冲洗水应纳入工业废水处理系统。应在泄险区周围的醒目位置设置明显的警示标识以及中文警示说明。定期泄险要在中文警示说明中说明定期泄险的时间、泄险的物质和注意事项；事故性泄险应制定泄险预案，明确泄险的条件、泄险命令的发布人、泄险时如何进行人群疏散、泄险物质的无害化处理、消除发生次生事故的危险。泄险区应有人员负责日常管理，无关人员不得进入。

2.5.7 职业病危害事故现场警示标识的设置

有毒、有害工作场所、职业病危害事故现场警示标识的设置按照《工作场所职业病危害警示标识》（GBZ 158）和《高毒物品作业岗位职业病危害告知规范》（GBZ/T 203）设定。生产、储藏和使用一般有毒物品的工作场所应用黄色区域警示线将其与其他区域分隔开。高毒工作场所和事故现场都应设定红色警示线。

2.5.8 高毒作业场所应设置车间淋浴间

高毒作业场所应设置车间淋浴间，男女分别设置，淋浴间由更衣间、浴室和管理间组成。淋浴间内部构造应使用易于清扫的卫生设备，并采取防水、防潮、排水和排气措施。

应设置不断水的供水设备并保证用水卫生。淋浴器的数量应根据高毒作业的人数确定,一般4~8人设1个淋浴器。高毒作业浴室不能设浴池。

2.5.9 高毒作业场所应设置更衣室

高毒作业场所应按规定设置更衣室。更衣室应配置闭锁式衣柜。更衣室中便服、工作服应分柜存放以避免工作服污染便服。离开高毒作业场所时,应更换衣服,不可将工作服带出车间。

2.5.10 高毒作业场所应设置有毒物品存放专用间

高毒作业场所应设置有毒物品存放专用间。对于高毒物品,应根据生产条件、所使用化学品的理化特性和用量来考虑有毒物品存放专用间设置的位置、大小和选材。有毒物品存放专用间应在醒目的位置设置明显的警示标识,其内部存放的物品不能相互发生燃烧、爆炸等化学反应。建立相应的管理制度,明确相关人员负责有毒物品存放专用间的日常管理,并保证无关人员不能进入物品存放专用间。

2.6 职业病危害告知

用人单位应与所有形式的用工签订劳动合同。在劳动合同中,用人单位应将工作过程中可能产生的职业病危害的种类、危害程度及其后果、职业病防护措施和待遇告知劳动者,将职业病危害告知作为劳动合同的必备条款。劳动合同签订后,用人单位变更劳动者工作岗位或工作内容,使劳动者接触原订立的劳动合同中没有告知的职业病危害因素时,应如实向劳动者告知并作说明。

用人单位应在醒目位置公布有关职业病防治的规章制度、操作规程、急性职业病危害事故应急救援措施等。

用人单位应在工作场所进行职业病危害因素检测与评价结果告知。在职业病危害因素监测点设置公告牌,及时将最新的监测结果公布在监测结果公告牌上。

用人单位对劳动者的职业健康检查结果,以及职业健康检查中发现的职业病或职业禁忌证等以适当方式及时告知劳动者本人。

用人单位应为存在劳动关系的劳动者(含劳务用工)缴纳工伤保险费,并通过公告栏、合同、书面通知或其他有效方式告知劳动者工伤范畴、工伤申报程序及工伤保险待遇等相关内容。

2.7 职业健康监护

用人单位按规定组织上岗前、在岗期间、离岗时、以及事故时的应急职业健康检查，禁止有职业禁忌证的劳动者从事其所禁忌的作业。及时组织遭受或可能遭受急性职业病危害的劳动者进行健康检查和医学观察。

职业中毒应急职业健康检查内容参见《职业健康监护技术规范》（GBZ 188）。

2.8 职业病防护设施

2.8.1 职业病危害防护设施配备齐全

职业病危害防护设施是以预防、消除或者降低工作场所的职业病危害，减少职业病危害因素对劳动者健康的损害或影响，达到保护劳动者健康为目的的装置。用人单位应根据工艺特点、生产条件和工作场所存在的职业病危害因素性质选择相应的职业病危害防护设施。

2.8.2 职业病危害防护设施有效

职业病危害防护设施有效是指设施符合产品自身的质量标准，应该是经过国家质量监督检验合格的正规产品；设施符合特定使用场所职业病防护要求，能消除或降低职业病危害因素对劳动者健康的影响。职业病危害防护设施应保证确实有效并应建立相应的管理制度，保证责任到位，专人负责，定期检查，及时维修。

2.8.3 职业病危害防护设施及其台账

用人单位应配备符合要求的职业病危害防护设施，并建立职业病危害防护设施台账。台账包括设备名称、型号、生产厂家名称、主要技术参数、安装部位、安装日期、使用目的、防护效果评价、使用和维修记录、使用人、保管责任人等内容。职业病危害防护设施台账应有人负责保管，定期更新，并应制定借阅登记制度。

2.9 个体防护

2.9.1 制定个人职业病防护用品计划并组织实施

用人单位应建立个人职业病防护用品管理制度，并制定个人职业病防护用品配备计划，防护用品的技术指标、更换周期等；按岗位接触的职业病危害因素及水平配备相应的个人职业病防护用品；个人职业病防护用品应保证安全有效，符合职业病危害个人职业病防护用品的标准，并应建立相应的制度，责任到位，有人负责，定期检查、维修，及时更换超过有效期的个人职业病防护用品，确保劳动者正确使用。

2.9.2 按标准配备符合职业病防护要求的个人职业病防护用品

个人职业病防护用品是指劳动者在职业活动中个人随身穿（佩）戴的特殊用品，如果职业病危害隐患没有消除，职业病防护设施达不到防护效果，作为最后一道防线，就应佩戴个人职业病防护用品，以消除或减轻职业病危害因素对劳动者健康的影响，如防护帽、防护服、防护手套、防护眼镜、防护口（面）罩、防护耳罩（塞）、呼吸防护器等。

用人单位应根据工作场所的职业病危害因素的种类、对人体的影响途径以及现场生产条件、职业病危害因素的水平以及个人的生理和健康状况等特点，为劳动者配备适宜的个人职业病防护用品。

所使用的个人职业病防护用品应是由有生产个人职业病防护用品资质的厂家生产的符合国家或行业标准的产品。有关个人职业病防护用品的配备、选用标准参见有关国家标准，其技术参数和防护效率应达到要求。

2.9.3 建立个人职业病防护用品发放登记制度

用人单位在发放个人职业病防护用品时应做相应的记录，包括发放时间，工种，个人职业病防护用品名称、数量，领用人或代领人签字等内容。

2.10 工作保障

2.10.1 技术保障

2.10.1.1 培训和演练

用人单位应加强对参与可能发生重大职业中毒事故救援相关人员的技术培训、考核，详见章节2.2.5。发生重大职业中毒事故救援相关人员包括岗位人员、消防人员、职业病防治部门和有关医疗机构人员等。

2.10.1.2 常规监测和防护

用人单位应加强对作业场所的日常监督、监测，及时发现重大职业中毒事故隐患，采取相应防护措施。在可能突然泄漏大量有毒物品或者易造成急性职业中毒的作业场所，设置报警装置和机械通风设施；职业中毒危害防护设备、应急救援设施、通风和报警装置要处于正常运行状态。

2.10.1.3　信息系统建设

用人单位要建立重大职业中毒事故监测报告网络体系和电子数字传输系统，保证重大职业中毒事故信息的准确、及时、完整。

用人单位要加强重大职业中毒事故应急处理工作的宣传报道，增强公众健康意识，提高自我防护能力，消除心理障碍。

2.10.1.4　科研和交流

有能力的用人单位要有计划地开展防治重大职业中毒事故现场调查能力、实验室病因检测技术等方面的科学研究，实行技术储备。同时要加强职业中毒事故应急处理技术的交流与合作，引进先进技术和方法，提高应对重大职业中毒事故处理的整体水平。

2.10.2　物资保障

用人单位应将重大职业中毒事故应急处理机制的建设列入年度资金计划，包括基础设施建设、现场及实验室监测检验设备、应急车辆等。

2.10.3　经费保障

用人单位应制定费用保障方案，保证重大职业中毒事故应急处理所需的费用，对重大职业中毒事故应急处理工作给予财务支持。

2.11　作业场所易发生急性中毒毒物的识别

2.11.1　钻井作业

油田、气田、油气田钻井作业钻到油层时，特别是发生井喷时会有大量的原油、油田气喷出。油田气主要是烃类化合物，若原油中硫含量较高，可有硫化氢和硫醇等排出。天然气的主要成分是甲烷，还有少量的乙烷、丙烷、丁烷、氮、二氧化碳等。

存在的易引起急性职业中毒的毒物主要是硫化氢、甲烷等。

2.11.2　集气站

集气站存在的易引起急性中毒的主要毒物有甲烷，如果天然气中含硫量比较高，也存在硫化氢中毒的可能。

有的集气站使用甲醇工艺,进行天然气防冻、脱水、酸气脱除等,甲醇主要分布在甲醇罐、注醇泵房等,如果甲醇泄漏,也存在甲醇中毒的可能。

2.11.3 天然气净化

天然气净化过程中易引起急性中毒的主要毒物有硫化氢、二氧化硫等。硫化氢主要存在于蒸馏塔,酸性气燃烧炉、脱硫吸收塔、再生塔、酸性气分液罐、转化器、硫冷凝器、加氢反应器、急冷塔、吸收塔、塔顶回流罐及其相连接的管线、机泵;液硫池、液硫成型包装线等。二氧化硫主要存在于酸性气燃烧炉、转换器、硫冷凝器、加氢反应器、尾气焚烧炉、液硫池、液硫成型包装线等。

2.11.4 常减压装置

常减压装置存在的易引起急性职业中毒的毒物主要有硫化氢、混合烃类气体等。硫化氢主要分布于初蒸塔、常压塔、减压塔及相应的塔顶回流罐、脱水、含硫污水泵等。混合烃类气体存在于整个生产装置。

2.11.5 轻烃回收装置

轻烃回收装置存在的易引起急性职业中毒的毒物主要有硫化氢、液化石油气、氢氧化钠等。

硫化氢主要分布于脱丁烷塔、脱乙烷塔、液化气吸收塔、干气脱硫塔、液化石油气脱硫抽提塔及塔顶系统和污水中。干气脱硫塔、液化石油气脱硫抽提、酸性气脱硫塔、脱丁烷塔进料缓冲罐干气分液罐、酸性气分液罐及其泵都应作为防止硫化氢中毒的重点部位。氢氧化钠作为本装置脱硫醇的溶剂,存在于碱液罐、碱渣、一级液化石油气脱硫醇罐、二级液化石油气脱硫醇罐、碱液循环泵、碱液补充泵等。液化石油气分布于液化石油气碱洗沉降罐、液化石油气吸收塔、一级液化石油气脱硫醇罐、二级液化石油气脱硫醇罐等。

2.11.6 延迟焦化装置

延迟焦化装置存在的易引起急性职业中毒的毒物主要有焦炉逸散物、硫化氢、汽油、液化石油气、氢氧化钠、一氧化碳等。

硫化氢分布于焦化、分馏、吸收稳定、脱硫等全部流程;装置的外操岗、除焦岗等会接触到硫化氢。减压渣油在焦炭塔内高温下产生焦炉逸散物,焦炉逸散物主要存在于焦炭塔、焦池等。一氧化碳主要存在于焦炭塔、焦池等。氢氧化钠用于液化石油气脱硫醇区域的单元及设备。汽油和液化石油气主要存在于分馏、吸收稳定单元、脱硫单元。

2.11.7 连续重整装置

连续重整装置存在的易引起急性职业中毒的毒物主要有硫化氢、苯、甲苯、二甲苯、液化石油气、汽油、氨等。

硫化氢主要分布于石脑油加氢部分。液化石油气分布于石脑油加氢、重整反应、再接触、加热炉、脱戊烷系统等部分。氨存在于再接触系统的氨压机，起制冷作用。汽油、苯、甲苯、二甲苯分布在重整部分的脱戊烷油组分中。

2.11.8 芳烃抽提装置

芳烃抽提装置工作场所存在的可能引起急性职业中毒的常见毒物主要有苯、甲苯、二甲苯、环丁砜。苯、甲苯、二甲苯、环丁砜在整个装置都存在，尤其是芳烃萃取、芳烃分离部分。

2.11.9 加氢裂化装置

加氢裂化装置工作场所存在的易引起急性职业中毒的毒物主要有硫化氢、氨、液化石油气、石脑油等混合烃类。

硫化氢主要分布在反应部分，如加氢反应器、分离器、循环氢压缩机等，分馏部分的汽提塔及塔顶回流罐等也存在硫化氢。氨同硫化氢分布。液化石油气、汽油等混合烃类存在于整个生产装置。

2.11.10 催化裂化装置

催化裂化装置工作场所存在的易引起急性职业中毒的毒物主要有硫化氢、氨、一氧化碳、二氧化碳、二氧化硫、氮氧化物、石脑油、柴油、干气、液化石油气等。

硫化氢、氨主要分布在含硫的酸性水缓冲罐、酸性水泵、污水泵、管线、仪表、含油污水隔油池等。石脑油、液化石油气等混合烃类主要分布在提升管反应器、沉降器、再生器、催化分馏塔、轻柴油汽提塔、吸收塔、解吸塔、再吸收塔、稳定塔及相应的罐、泵，轻烃压缩机等。二氧化碳、一氧化碳、二氧化硫、氮氧化物主要分布在再生活化器、一氧化碳焚烧炉、余热锅炉、烟机等。

2.11.11 渣油加氢装置

渣油加氢处理装置存在的易引起急性职业中毒的毒物主要有硫化氢、氨、混合烃类等。

硫化氢、混合烃类、氨在整个生产过程普遍存在，主要存在于反应、分馏、脱硫工艺过程。

2.11.12 汽柴油加氢装置

汽柴油加氢装置工作场所存在的易引起急性职业中毒的毒物主要有硫化氢、氨、柴油、汽油等。

硫化氢、氨分布于反应、分馏、低压气体脱硫等全部流程。汽油、柴油存在于整个生产装置。

2.11.13 煤油加氢装置

煤油加氢精制装置工作场所存在的易引起急性职业中毒的毒物主要有硫化氢、氨、煤油等。

硫化氢、氨分布于反应、分馏、低压气体脱硫等全部流程。煤油存在于整个生产装置。

2.11.14 气体分馏装置

装置工作场所存在的易引起急性职业中毒的毒物主要有液化石油气以及丙烯、丙烷、混合碳四、硫化氢。

液化石油气以及丙烯、丙烷、混合碳四存在于整个装置，硫化氢存在于原料和预加氢部分。

2.11.15 烷基化装置

烷基化装置工作场所存在的易引起急性职业中毒的毒物有氢氟酸或硫酸、液化石油气、混合碳四等。

硫酸或氢氟酸主要存在于反应部分，包括反应器、储罐等。液化石油气、混合碳四存在于整个生产装置。

2.11.16 硫黄回收装置

硫黄回收装置工作场所存在的易引起急性职业中毒的毒物主要有硫化氢、二氧化硫、氨、其他硫化物、氮氧化物等。

硫化氢主要存在整个生产装置。二氧化硫主要存在酸性气燃烧炉、转换器、硫冷凝器、加氢反应器、尾气焚烧炉、液硫池、液硫成型包装等。氮氧化物主要存在于尾气焚烧炉工艺过程。

2.11.17 溶剂再生装置

溶剂再生装置工作场所存在的易引起急性职业中毒的毒物主要有：硫化氢、N-甲基二乙醇胺。

硫化氢主要存在于富液闪蒸罐、机泵、溶剂再生塔及其塔顶回流罐、富胺液泵等中。N-甲基二乙醇胺存在于整个装置中。

2.11.18 酸性水汽提装置

酸性水汽提装置工作场所存在的易引起急性职业中毒的毒物主要有硫化氢、氨。

硫化氢、氨主要存在于酸性水原料泵区、脱气罐、汽提塔、汽提塔顶回流罐等部位。

2.11.19 造气制氢装置

造气制氢装置工作场所存在的易引起急性职业中毒的毒物主要有硫化氢、甲醇、一氧化碳、二氧化碳、氮氧化物、氨、甲烷等。

硫化氢存在于整个工艺过程中，包括气化单元、变换单元、酸性气脱除单元、PSA单元。甲醇存在于酸性气脱除单元。一氧化碳主要存在于气化单元、变换单元、二氧化碳主要存在于气化单元、变换单元、酸性气脱除单元。氮氧化物存在于气化单元、变换单元。甲烷主要存在于气化单元、变换单元。

2.11.20 乙烯裂解装置

乙烯裂解装置工作场所存在的可能引起急性职业中毒的毒物主要有硫化氢、乙烯裂解气（包括苯及苯系物、甲烷、乙烯、乙烷、乙炔、丙烯、丙烷、丙炔、碳四、碳五）、汽油、柴油、各种原料（石脑油、液化气、加氢尾油、芳烃抽余油等）、氢氧化钠、硫酸、甲醇等。

乙烯裂解气主要分布在裂解炉、急冷区、汽油分馏、裂解气干燥、裂解气压缩、分离冷区、分离热区的主要设备及机泵、压缩机（包括制冷压缩机）中。硫化氢、汽油、苯及苯系物主要分布在裂解炉、急冷、碱洗、裂解气压缩机、废碱处理等区域。氢氧化钠主要存在于碱洗、废碱处理、氢氧化钠储罐等区域。硫酸用于中和废碱，存在于废碱处理单元、硫酸储罐等。甲醇主要存在于甲醇罐等。

2.11.21 环氧乙烷/乙二醇装置

环氧乙烷/乙二醇装置工作场所存在的可能引起急性职业中毒的毒物主要有环氧乙烷、乙烯、乙二醇等。乙烯作为主要原料，主要存在于乙烯氧化反应器、乙烯压缩机、循环泵、换热器等设备中。乙二醇主要存在于环氧乙烷水合反应及蒸发部分、干燥、提纯部分和废水预处理单元。环氧乙烷是反应的主产物，主要存在于氧化反应部分、二氧化碳脱除部分、环氧乙烷解吸与再吸收部分、环氧乙烷精制部分和环氧乙烷储罐等单元。

2.11.22 聚丙烯装置

聚丙烯装置工作场所存在的可能引起急性职业中毒的常见毒物有丙烯、氮气、一氧化碳等。丙烯是本装置的主要原料，主要分布于原料精制、原料泵、聚合反应器等部位。一氧化碳主要存在于一氧化碳钢瓶及添加区域。氮气主要存在于脱气系统。

2.11.23 丁二烯装置

丁二烯装置工作场所存在的可能引起急性职业中毒的常见毒物有丁二烯、混合碳四(1-丁烯、2-顺丁烯、2-反丁烯、异丁烯等)、二甲基甲酰胺或乙腈、糠醛、甲苯等。丁二烯、混合碳四主要存在于抽提、脱气、精馏等生产单元。二甲基甲酰胺或乙腈作为萃取剂，存在于生产过程中丁二烯萃取精馏、溶剂再生等单元的多个塔类容器和循环泵中。糠醛主要分布于糠醛罐、糠醛泵。甲苯分布在甲苯罐、甲苯泵。

2.11.24 裂解汽油加氢装置

裂解汽油加氢装置工作场所存在的可能引起急性职业中毒的常见毒物有汽油、硫化氢、苯、甲苯、二甲苯等。

本装置的原料为粗裂解汽油，其中含苯、甲苯、二甲苯等苯系物，汽油、苯、甲苯、二甲苯存在于整个生产过程中。硫化氢主要分布在二段加氢及稳定塔部分。

2.11.25 MTBE 装置

甲基叔丁基醚(MTBE)装置工作场所存在的可能引起急性职业中毒的常见毒物有甲醇、异丁烯、甲基叔丁基醚(MTBE)、液化石油气等。

甲醇主要存在于甲醇原料罐、反应器、催化蒸馏塔、甲醇萃取塔、甲醇回收塔，甲醇回收塔回流罐等部位。异丁烯主要分布在原料罐、反应器、蒸馏塔等容器及相应的机泵等部位。MTBE 分布于反应器、蒸馏塔等设备内。

2.11.26 苯酚丙酮装置

苯酚丙酮装置工作场所存在的可能引起急性职业中毒的常见毒物有丙烯、苯、异丙苯、苯酚、丙酮、α-甲基苯乙烯、过氧化氢异丙苯、氢氧化钠、硫酸等。

丙烯、苯为本装置主要原料，主要存在于烃化单元。异丙苯为本装置中间产品，主要存在于烃化单元、氧化单元。苯酚、丙酮主要存在于氧化单元、精制单元、回收单元。α-甲基苯乙烯、过氧化氢异丙苯主要存在于氧化单元。硫酸用于分解系统、苯酚回收系统，主要存在于硫酸泵、硫酸槽、硫酸储罐等处。氢氧化钠主要存在于碱泵、碱洗塔、碱液储罐等处。

2.11.27 丁辛醇装置

丁辛醇装置工作场所存在的可能引起急性职业中毒的常见毒物有一氧化碳、丙烯、正丁醇、异丁醇、辛醇、正丁醛、异丁醛、辛烯醛、氢氧化钠等。

丙烯、一氧化碳为装置的生产原料，主要存在于丁醛单元。正丁醇、异丁醇为装置的产品，主要存在于丁醇单元。辛醇为装置的产品，主要存在于辛醇单元。正丁醛、异丁醛为装置的中间产物，丁醛单元、丁醇单元、辛醇单元均存在。辛烯醛为合成辛醇的中间产物，主要存在于辛醇单元。

2.11.28 环氧丙烷装置

环氧丙烷装置(过氧化氢法)工作场所存在的可能引起急性职业中毒的常见毒物有过氧化氢、丙烯、甲醇、环氧丙烷、氢氧化钠、氢气、氮气、叔丁醇。

氢气主要存在于过氧化氢单元。过氧化氢主要存在于过氧化氢单元、环氧丙烷反应单元。甲醇主要存在于过氧化氢单元、环氧丙烷反应单元、环氧丙烷分离单元。丙烯、氮气主要存在于环氧丙烷反应单元。环氧丙烷主要存在于环氧丙烷反应单元、环氧丙烷分离单元、环氧丙烷精制单元。氢氧化钠、叔丁醇主要存在于环氧丙烷精制单元。

2.11.29 丁基橡胶装置

丁基橡胶装置工作场所存在的可能引起急性职业中毒的常见毒物是异戊二烯、异丁烯、氯甲烷。

异丁烯和异戊二烯是反应原料，主要存在于储罐、反应釜、脱气釜、回收系统中。氯甲烷在整个生产装置中都存在。

2.11.30 离子膜烧碱装置

离子膜烧碱装置工作场所存在的可能引起急性职业中毒的常见毒物有氯、氯化氢等。

氯主要存在于冷却、干燥、压缩、运输、食盐电解等生产过程。氯化氢主要存在于高纯盐酸的合成工段。

2.11.31 氯苯装置

氯苯装置工作场所存在的可能引起急性职业中毒的常见毒物有苯、氯、氯苯、氯化氢等。

苯主要存在于苯的干燥、氯化、氯化尾气的处理、氯化液的分离等工段。氯主要存在于苯的氯化、酸苯分离、氯化尾气处理、氯化液的分离等生产过程。氯苯主要存在于苯的氯化、氯化尾气处理、氯化液的分离等工段。氯化氢主要存在于盐酸厂房、盐酸中间罐区等。

2.11.32 硝基氯苯装置

硝基氯苯装置工作场所存在的可能引起急性职业中毒的常见毒物有氯苯、对硝基氯苯、硝酸、硫酸等。

氯苯存在于整个生产过程。对硝基氯苯主要存在于中和水洗、硝化反应、邻硝成品罐区、精馏调节中间罐区、结晶器区等。硝酸、硫酸主要存在于硝化反应过程。

2.11.33 苯胺装置

苯胺装置工作场所存在的可能引起急性职业中毒的常见毒物有苯胺、硝基苯等。

苯胺主要存在于硝基苯还原反应、苯胺尾气处理、苯胺的初馏、精馏等工段。硝基苯主要存在于硝基苯还原反应过程。

2.11.34 环己胺装置

环己胺装置工作场所存在的可能引起急性职业中毒的常见毒物有环己胺、苯胺等。

环己胺、苯胺存在于整个生产装置。

2.11.35 RT 培斯装置

RT 培斯装置工作场所存在的可能引起急性职业中毒的常见毒物有苯胺、对硝基氯苯等。

苯胺主要存在于加氢、苯胺回收、精馏循环、反应等区域。对硝基氯苯主要存在于回收对硝基氯苯罐区等。

2.11.36 RD 防老剂装置

RD 防老剂装置工作场所存在的可能引起急性职业中毒的常见毒物有丙酮、氯化氢、苯胺等。

丙酮主要存在于缩聚、中和、连续蒸馏等区域。氯化氢主要存在于缩聚工段等。苯胺主要存在于成盐、缩聚、中和、连续蒸馏等。

2.11.37 磷酸装置

磷酸装置工作场所存在的可能引起急性职业中毒的常见毒物有一氧化碳、氟化氢、磷酸等。

一氧化碳主要存在燃烧炉旁等区域。氟化氢、磷酸主要存在于磷酸反应区域等。

2.11.38 乙苯/苯乙烯装置

乙苯/苯乙烯装置工作场所存在的可能引起急性职业中毒的常见毒物有苯乙烯、苯、乙苯等。

苯、乙苯主要存在于乙苯单元。苯乙烯主要存在于苯乙烯单元。

2.11.39 丙烯腈装置

丙烯腈装置工作场所存在的可能引起急性职业中毒的常见毒物有丙烯、氨、氢氰酸、乙腈、丙烯腈等。

丙烯、氨主要存在于反应单元、水洗单元等。氢氰酸、乙腈、丙烯腈主要存在于水洗单元、分离精制工段等。

2.11.40 合成氨装置

合成氨装置工作场所存在的可能引起急性职业中毒的常见毒物有氢气、氮气、氨、一氧化碳等。

氢气、氮气主要存在于原料气净化单元、合成氨单元等。一氧化碳主要存在于原料气净化单元等。氨主要存在于合成氨单元等。

2.11.41 尿素装置

尿素装置工作场所存在的可能引起急性职业中毒的常见毒物有氨、二氧化碳等。
氨、二氧化碳是尿素装置的生产原料,存在于整个生产装置。

2.11.42 PX装置

PX装置工作场所存在的可能引起急性职业中毒的常见毒物有二甲苯、苯、甲苯等。
二甲苯、苯、甲苯存在于歧化及烷基转移、吸附分离、异构化、二甲苯分馏等过程。

3 事故现场处置

3.1 事故处置基本原则

当发生急性职业中毒事故时,事故单位应当立即启动应急预案,同时按照应急报告的程序,立即向上级报告。

3.1.1 处置原则

(1) 控制事故源,阻止毒物扩散;
(2) 中毒人员脱离现场,并清除污染物;
(3) 做好救援人员的自身防护;
(4) 做好病人的初步急救和护送;
(5) 疏散人员,设置隔离带。

3.1.2 紧急措施

(1) 停止导致职业病危害事故的作业,控制事故现场,防止事态扩大,把事故危害降到最低限度;
(2) 疏通应急撤离通道,撤离作业人员,组织泄险;
(3) 保护事故现场,保留导致职业病危害事故的材料、设备和工具等;
(4) 对遭受或者可能遭受急性职业病危害的劳动者,及时组织救治、进行健康检查和医学观察;
(5) 开展事故现场应急检测;
(6) 按照规定进行事故报告;
(7) 配合相关部门进行调查,按照相关行政部门的要求如实提供事故发生情况、有关

材料和试样;

(8) 落实相关行政部门要求采取的其他措施。

急性职业中毒事故现场处置流程见图 3-1。

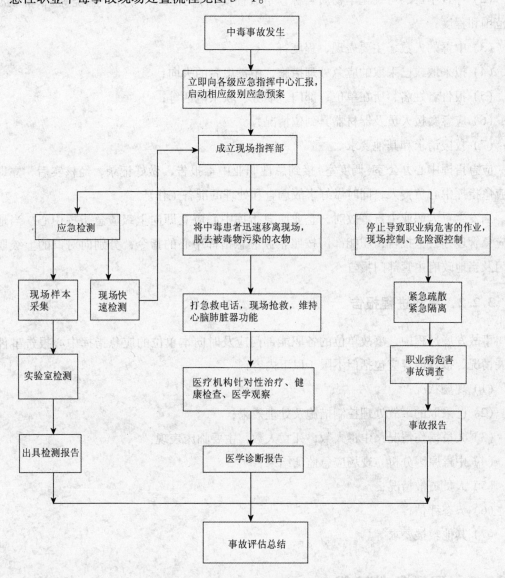

图 3-1 急性职业中毒事故现场处置流程

3.2 事故报告

3.2.1 事故发生报告

发生急性职业中毒事故后,事故单位应按照程序向本单位应急指挥中心办公室报告。

报告应包括但不限于如下内容：

（1）事故发生地点、时间、单位名称；

（2）导致中毒的可疑化学物质名称，事故性质（毒物泄漏、爆炸、燃烧等），事故波及的范围和程度；

（3）中毒的人数、主要表现、程度；

（4）拟采取或已采取的应急处理措施，中毒患者的去向；

（5）报告者姓名、所在单位、部门、职务、联系电话等；

（6）应急救援人员及器材器具到位情况；

（7）救援请求和其他要求。

应急指挥中心办公室（调度室）接到急性职业中毒报告，做好记录，经核实后，立即报告应急指挥中心负责人，同时做好事故调查和处理的准备工作。

当发生重大职业中毒事故时，企业应急指挥中心应立即向上级应急指挥中心、当地政府应急管理办公室报告；职能部门按照企业应急指挥中心的指令，分别向对口的上级职能部门及当地政府主管部门报告。

3.2.2 事故进程报告

事故发展过程中，事故单位的各职能部门应及时向本单位的应急指挥中心报告事件的进展情况，报告内容应包括但不限于以下内容：

（1）现场状况；

（2）已采取的事故处理控制措施及处理效果；

（3）人员损伤情况，中毒人数，死亡人数，主要临床表现；

（4）中毒原因分析，现场应急监测结果；

（5）人员疏散情况；

（6）势态评估；

（7）其他救援要求等。

3.3 现场急救流程

急救流程分为迅速脱离现场、现场检伤分类、洗消、院前急救（包括心肺脑复苏、复合伤处理，特效解毒药物应用）及护送等流程。

3.3.1 迅速脱离现场

中毒事故发生后，救援人员应佩戴呼吸防护器具，迅速将污染区域内的中毒人员转移至上风向的安全区域,若伤员位于泄漏点的下风向,应先从侧风方向撤出,再向上风向转移。

3.3.2 现场检伤分类

当出现大批中毒病人时,医务人员应首先根据患者病情迅速将病员进行分类,做出相应的标志,以保证医护人员对危重伤员的救治,优先处理红标病人;同时要加强对一般伤员的观察,定期给予必要的检查和处理,以免贻误救治时机。医务人员在进行现场救治时,要根据实际情况佩戴适当的个体防护用品;在现场要严格按照区域划分进行工作,不要到污染区域。

几种常见毒物急性职业中毒现场检伤分类见表3-1。

表3-1 几种常见毒物急性职业中毒现场检伤分类

毒物名称	黑标,同时具有下列指标者	红标,具有下列指标之一者	黄标,具有下列指标之一者	绿标,具有下列指标者
氨	意识丧失,无自主呼吸,大动脉搏动消失,瞳孔散大	咯大量泡沫样痰;严重呼吸困难;昏迷;窒息	眼灼伤;皮肤灼伤	流泪、畏光、眼刺痛、流涕、呛咳等
苯及苯系物	意识丧失,无自主呼吸,大动脉搏动消失,瞳孔散大	昏迷;抽搐	谵妄状态;嗜睡;意识朦胧、混浊状态	头昏、头痛、乏力、恶心、呕吐等表现
单纯窒息性气体	意识丧失,无自主呼吸,大动脉搏动消失,瞳孔散大	意识障碍;抽搐;发绀	—	头痛、头晕、乏力、心慌、胸闷等
甲醇	意识丧失,无自主呼吸,大动脉搏动消失,瞳孔散大	昏迷;休克;kussmaul呼吸	谵妄状态;意识朦胧、混浊状态;抽搐	头昏、头痛、乏力、恶心、呕吐等
硫化氢	意识丧失,无自主呼吸,大动脉搏动消失,瞳孔散大	昏迷;咯大量泡沫样痰;窒息;持续抽搐	意识朦胧、混浊状态;抽搐;呼吸困难	头痛、头晕、乏力、流泪、畏光、眼刺痛、流涕、咳嗽、胸闷等
氯气	意识丧失,无自主呼吸,大动脉搏动消失,瞳孔散大	咯大量泡沫样痰;昏迷;窒息;严重呼吸困难	眼灼伤、皮肤灼伤	流泪、畏光、眼刺痛、流涕、呛咳等
氰化物	意识丧失,无自主呼吸,大动脉搏动消失,瞳孔散大	意识障碍;抽搐;呼吸节律改变(叹气样呼吸、潮式呼吸)、休克	—	头痛、头晕、恶心、呕吐、胸部紧束等
一氧化碳	意识丧失,无自主呼吸,大动脉搏动消失,瞳孔散大	昏迷;呼吸节律改变(叹气样呼吸、潮式呼吸)休克;持续抽搐	意识朦胧、混浊状态;抽搐	头昏、头痛、恶心、心悸、呕吐、乏力等

注:单纯窒息性气体是指由于其存在使空气中氧含量降低,导致机体缺氧窒息的气体。常见的有甲烷、二氧化碳、氮气、惰性气体、水蒸气等。

3.3.3 洗消

当中毒人员皮肤被化学毒物污染后,应立即脱去被污染的衣服(包括贴身内衣)、鞋袜、手套,用大量流动清水冲洗。同时要注意清洗污染的毛发。忌用热水冲洗。

吸入中毒患者,应立即送到空气新鲜处,安静休息,保持呼吸道通畅,必要时给予吸氧。

对化学物溅入眼中者,及时充分的冲洗是减少组织损害的最主要措施,对没有洁净水源的地方,也可用自来水冲洗。冲洗时间不少于15min,应保护好未受污染的眼。

经口中毒者,立即洗胃。

磷灼伤时,可先用2%碳酸氢钠溶液冲洗(中和磷酸),然后用1%硫酸铜溶液冲洗,以使磷形成不溶性磷化铜;或用3%过氧化氢冲洗创面,以使磷氧化。再用清水冲洗,冲洗时间不应少于15min。冲洗后应到暗室中检查,若有残存致伤物仍可见磷光,应当再次进行创面处理。

3.3.3.1 刺激性气体

有眼部或皮肤污染立即用清水或生理盐水彻底冲洗,给予0.5%可的松眼药水及抗生素眼药水或膏滴眼;皮肤酸灼伤时用2%～3%的碳酸氢钠溶液湿敷,碱灼伤时用3%硼酸水湿敷。

(1)二氧化硫、三氧化硫污染眼时先用大量清水冲洗,后用2%小苏打水清洗,再用清水冲洗。

(2)氨和胺污染眼时先用大量清水冲洗,后用2%硼酸液洗眼,再用清水冲洗,滴入无菌橄榄油。

(3)氢氟酸灼伤时应用大量清水充分冲洗,无明显局部改变者,亦应冲洗15min以上;有严重改变者应于冲洗后一直将伤面浸入清水中,直至进一步处置;创面冲洗后,继续用2%～5%碳酸氢钠冲洗。

3.3.3.2 窒息性气体

(1)硫化氢污染眼时先用大量清水冲洗,后用2%小苏打水洗眼,再用清水冲洗,滴入无菌橄榄油。

(2)氮氧化物及亚硝酸污染和灼伤皮肤时用清水冲洗后可用稀肥皂水擦洗。

(3)氰氢酸及氰化物灼伤皮肤用0.01%高锰酸钾溶液及硫化铵溶液冲洗,或用5%硫代硫酸钠溶液洗涤。眼、鼻、耳及口腔等处灼伤早期可用3%碳酸氢钠或生理盐水冲洗,然后进行相应处置。

3.3.3.3 金属和类金属

(1)铅急救处理:口服者,立即清水洗胃或用1%硫酸镁或硫酸钠洗胃,以形成难溶性铅而防止大量吸收,洗胃后给50%硫酸镁溶液40mL导泻。也可给牛奶或蛋清以保护胃黏膜。

(2) 汞急救处理：口服汞盐患者不应洗胃，应尽快口服蛋清、牛奶或豆浆等，以使汞与蛋白质结合，保护被腐蚀的胃壁。也可用0.2%~0.5%的活性炭洗胃，同时用50%硫酸镁导泻。

(3) 被砷污染的皮肤用肥皂水或清水洗净，静卧保暖。

经口摄入发生的急性中毒应尽早洗胃，清除胃内尚未吸收的砷化物。可直接用温清水、生理盐水充分洗胃。洗胃后可给予牛奶或鸡蛋清解毒，保护胃黏膜，或给予活性炭30g吸附，再给20~30g硫酸钠导泻。

(4) 皮肤接触烷基铝引起的灼伤，应先使用汽油及酒精擦洗，不可用水直接冲洗。

3.3.3.4 高分子化合物

高分子化合物本身化学性质稳定，对人体基本无毒害。但某些聚合物中的游离单体会引起急性中毒。皮肤污染时用大量清水彻底冲洗，如有皮肤灼伤，应根据化学性皮肤灼伤的治疗的相关方法进行处理；眼污染时用清水彻底冲洗，必要时请医生检查；口服毒物必须彻底洗胃。

3.3.3.5 苯的氨基和硝基化合物

脱去污染的衣服、鞋、袜；皮肤污染者可用5%乙酸溶液清洗皮肤，再用大量肥皂水或清水冲洗(忌用热水)；眼部受污染可用大量生理盐水冲洗。

3.3.3.6 有机溶剂及其他有机化合物

(1) 苯：污染皮肤时用肥皂水彻底清洗，保持呼吸道通畅，注意保暖，口服中毒者，要给予洗胃。

(2) 二氯乙烷、三氯乙烯：用清水彻底冲洗被污染的皮肤，并注意保暖。

(3) 正己烷：污染皮肤时用肥皂水清洗皮肤污染物。

(4) 二硫化碳：污染皮肤时用酒精及清水冲洗，以后参照硫酸灼伤处置。

(5) 苯酚：污染皮肤时用甘油、聚乙烯乙二醇或聚乙烯乙二醇和酒精混合液(7:3)抹洗，然后用水彻底清洗。或用大量流动清水冲洗，至少15min，就医。

(6) 丙烯腈：污染皮肤时用清水冲洗，硫代硫酸钠溶液湿敷。

(7) 甲醛：污染皮肤时用清水冲洗，再用3%碳酸氢钠溶液洗涤，造成化学灼伤、皮炎或湿疹处各给予相应的局部处置。甲醛对眼的刺激症状需用生理盐水冲洗15min，以后用抗菌剂点眼。

(8) 甲酚：污染皮肤时用酒精清拭后用大量清水冲洗，或用4%碳酸氢钠溶液清拭以后，再用大量清水冲洗，按灼伤治疗。眼污染用生理盐水冲洗15min，后进行专科治疗。

(9) 二硝基苯酚：污染皮肤时可用肥皂水冲洗。

3.3.3.7 农药

(1) 有机磷酸酯类农药：立即使患者脱离中毒现场，脱去污染衣服，用肥皂水(忌用热水)彻底清洗污染的皮肤、头发、指甲；眼部如受污染，应迅速用清水或2%碳酸氢钠溶液冲洗。

(2) 拟除虫菊酯类农药：拟除虫菊酯遇碱可以分解，因此对污染的皮肤应尽可能用肥皂水清洗。对口服中毒者亦宜以2%~4%碳酸氢钠溶液或清水彻底洗胃，忌用热水。

(3) 氨基甲酸酯类农药：中毒患者立即脱离现场，脱去污染衣物，用肥皂水反复彻底清洗污染的衣服、头发、指甲或伤口。眼部受污染者，应迅速用清水、生理盐水冲洗。如系口服要及时彻底洗胃。

(4) 百草枯：尽快脱去污染的衣物，用肥皂水彻底清洗污染的皮肤、毛发；眼部受污染时立即用流动清水冲洗，时间不少于15min；经口中毒者应给予催吐、彻底洗胃，同时加用吸附剂(15%漂白土或活性炭，首日可每2~4h灌服一次)，以减少机体对毒物的吸收。

3.3.4 心肺脑复苏

① 判别病人有无意识。简单快速地呼唤并摇动患者："喂！你怎么啦?"如无反应，表示已失去知觉，可能需要立即心肺脑复苏。

② 呼救。一旦判定病人意识丧失，就喊"快来人呀！"，请求别人帮助抢救病人。

③ 摆正体位。使伤者仰卧于平坦地面或硬板上，转动病人时要头、肩、躯干同时，以免骨折或其他外伤。立即解开病人衣领、腰带。

④ 立即胸外按压。按压时手指不接触胸壁，另一手置于前一手背部，以加强压力。按压时两肘伸直，垂直按压，按压频率大于100次/min，按压深度：4~5cm，按压次数：30次。

⑤ 人工呼吸。胸外按压之后，将头偏向一侧，清理口腔、鼻腔分泌物，取下假牙。开放气道(仰头抬颏法)，实施人工呼吸(口对口人工呼吸或应用简易呼吸器)。

仰头抬颏法要点：一手的小鱼际(手掌外侧缘)部位置于患者的前额，另一手指、中指置于下颏将下颌骨上提，使下颌角与耳垂的连线和地面垂直。

口对口呼吸要点：垫纱布在口上，抢救者以拇指和食指捏住病人鼻孔，深吸一口气，屏气，双唇包绕病人口部形成封闭腔，用力吹气，吹气时间1~1.5s，吹气量500~600mL，用眼睛余光观察病人胸廓是否抬起。

⑥ 胸外按压与人工呼吸。比例为30:2，人工呼吸2次后，立即胸外按压。注意观察胸廓复原情况。

⑦ 判断抢救成功。抢救过程中随时观察病人的自主呼吸及心跳是否恢复。抢救成功指征：瞳孔——散大的瞳孔开始回缩；面色——由紫绀变红润；大动脉——颈动脉可以摸到

搏动；神志——眼球活动，对光反射出现，手脚活动；呼吸——自主呼吸出现。

3.3.5 复合伤的处理

出现爆炸的中毒现场，注意脑外伤、骨折、失血等复合伤的存在。注意毒物的潜伏期和病情的演变，防止只考虑单一损伤而忽略复合损伤的情况。

3.3.6 护送

经现场初步抢救后，在医护人员的密切监护下，将患者转移到附近医疗机构进行进一步的救治处理。

应密切关注危重病人护送过程中生命体征的变化情况，及时采取应对措施。救护车内应有必要的仪器和药物准备，不同类型的中毒病人有相应的应对措施，维持生命体征的稳定，有特效治疗药物的中毒，护送过程中不能间断需及时采取的治疗措施。

3.3.7 职业中毒治疗

对某些有特效解毒药物的毒物中毒，解毒治疗越早效果越好，但必须由医护人员使用。职业中毒治疗应同等重视病因治疗和对症治疗。

3.3.7.1 刺激性气体中毒的治疗

（1）紧急对症处理

有眼部或皮肤污染立即用清水或生理盐水彻底冲洗，给予0.5%可的松眼药水及抗生素眼药水或膏滴眼；皮肤酸灼伤时用2%~3%的碳酸氢钠溶液湿敷，碱灼伤时用3%硼酸水湿敷。

（2）及时进行医学监护

无论病情轻重，均需留院进行医学监护，尽早作胸部X线检查。观察期依具体病因而定，但不宜少于24h；观察期间还应卧床休息，避免情绪烦躁、激动，必要时用镇静剂，并避免体力负荷，适当限制补液量。

（3）预防肺水肿发生

雾化吸入中和剂：吸入氯气、氮氧化物、硫酸二甲酯、光气等酸性化合物可雾化吸入5%碳酸氢钠；吸入氨、胺等碱性化合物可用3%~5%硼酸溶液雾化吸入。早期应用糖皮质激素：根据吸入量可给予地塞米松30~120mg/d，分5~6次肌注，维持1~2天。适当利尿：根据患者24h出入量控制尿量，常用利尿酸钠、呋塞米等。

（4）治疗肺水肿

表3-2列出了常见刺激性气体急性中毒的治疗原则。

表3-2 常见刺激性气体急性中毒的治疗原则

毒物名称	治 疗
氯气	尚无特效解毒剂 (1) 应用糖皮质激素。应早期、足量、短程使用，并预防发生副作用。 (2) 可雾化吸入解痉剂、去泡沫剂(如二甲基硅油消泡净)。 (3) 早期给予自由基清除剂。N-乙酰半胱氨酸、还原性谷胱甘肽等具有抗氧化作用，可减轻氯气产生的氧化性损伤
氮氧化物	尚无特效解毒剂 (1) 早期、足量、短程应用糖皮质激素。 (2) 保持呼吸道通畅。可雾化吸入解痉剂、去泡沫剂(如二甲基硅油消泡净)。 (3) 早期给予自由基清除剂。N-乙酰半胱氨酸、还原性谷胱甘肽等具有抗氧化作用，可减轻氮氧化物产生的氧化性损伤
氨和胺	尚无特效解毒剂 (1) 尽快终止毒物侵害。 (2) 保持呼吸道通畅。可雾化吸入解痉剂、去泡沫剂(如二甲基硅油——消泡净)。 (3) 防治肺水肿早期、足量、短程应用糖皮质激素、莨菪碱类药物等。 (4) 合理氧疗。 (5) 积极预防控制感染。及时合理应用抗生素，防治继发感染；在可能情况下，尽量根据细菌培养和药敏试验用药，以提高抗感染治疗的针对性。 (6) 眼、皮肤灼伤治疗。皮肤灼伤者给予充分清洗，3%硼酸溶液湿敷；眼灼伤者可用清水、维生素C溶液充分洗眼，维生素C球膜下注射，阿托品扩瞳及抗生素眼药水滴眼等治疗
光气	尚无特效解毒剂 (1) N-乙酰半胱氨酸、还原性谷胱甘肽等具有抗氧化作用，可减轻氮氧化物产生的氧化性损伤。 (2) 早期给予自由基清除剂。N-乙酰半胱氨酸、还原性谷胱甘肽等具有抗氧化作用，可减轻光气产生的氧化性损伤。 (3) 合理给氧。 (4) 支气管解痉剂，镇咳、镇静等对症处理
氟化氢	(1) 吸入氟化氢后，应尽快用10%葡萄糖酸钙喷雾吸入，其他可参照刺激性气体治疗总则处理。 (2) 经消化道误服者，可给0.5%氯化钙小心洗胃，口服氢氧化铝凝胶或2.5%氧化镁乳和蛋清、牛乳等，但不可用碳酸氢钠中和。喉痉挛和声门水肿妨碍呼吸者应早期做气管切开。 (3) 皮肤灼伤者立即脱除污染衣物，先用大量清水冲洗，继用2%~5%碳酸氢钠冲洗，再用25%硫酸镁溶液、10%葡萄糖酸钙溶液、0.13%氯化苄甲乙氧胺溶液或0.13%氯化苄烷溶液等进行中和浸泡或湿敷1~4天，直至伤口皮肤变白消失(溶液中可加入地塞米松10~20mg、利多卡因20mL、二甲砜60mL)，洗后用10%葡萄糖酸钙局部注射封闭，未严重破损面还可用5%~10%氯化钙溶液做直流局部离子透入，破损创面可配用霜剂涂擦(氯化钙3g、信它米松0.5g、利多卡因2g、纯二甲亚砜10ml，霜剂基质加至100g)，每2~4h换药1次至疼痛消失，一般不超过2日。 (4) 进行心电图监测及血钙检测，及时投用钙剂，并尽早应用肾上腺糖皮质激素。 (5) 眼灼伤应立即清水、生理盐水、3%碳酸氢钠液、5%氯化钙液持续冲洗，时间宜在15min以上；然后用1%可卡因液滴眼止痛，再用前述含钙溶液湿敷或做球结膜下注射。严重病例可做前房穿刺及引流，并用糖皮质激素和抗生素滴眼液，以减轻损伤和防治继发感染

3.3.7.2 窒息性气体

窒息性气体中毒多无特殊特效解毒剂。在具体处理上除需尽速脱离毒物的继续接触外，关键是脑水肿及其他缺氧性损伤的防治，其要点是：

(1) 切断引起脑水肿的恶性环节，适度低温冬眠、大剂量糖皮质激素，以及投用ATP、能量合剂等。

(2) 合理实施氧疗。

(3) 克服脑内微循环障碍，改善脑灌注。维持充足的灌注压，投用扩血管药物防治低血压；投用低分子右旋糖酐，500mL，每4~6h重复使用，24h用量达1000~1500mL即可；颈动脉直接快速灌注低温液体(生理盐水、脱水剂、低分子右旋糖酐)，达到降温、脱水、开通微循环的目的；纠正"颅内盗血"。

(4) 清除氧自由基。常用自由基清除剂：巴比妥类、辅酶Q10(CoQ10)、超氧化物歧化酶(SOD)、氯丙嗪、异丙嗪、还原性谷胱甘肽、糖皮质激素、维生素C、维生素E、丹参、β-胡萝卜素等。需要指出的是，此项措施实质上并非真正的"治疗"，而是一种"早期干预"，旨在早期阻断窒息性气体的毒性进程，务求尽早使用，晚期用药则失去使用价值。

(5) 防治脑细胞钙超载。缺氧可引起严重的细胞内钙超载，进一步危害机体。常用的钙通道阻滞剂有维拉帕米、尼莫地平、利多氟嗪等，其应用原则与自由基清除剂相同，也需尽早使用。

表3-3列出了常见窒息性气体急性中毒的治疗原则。

表3-3 常见窒息性气体急性中毒的治疗原则

毒物名称	治 疗
一氧化碳	(1) 合理实施氧疗。 (2) 昏迷的处理。重点是积极防治脑水肿，在氧疗基础上，适当脱水利尿，给予糖皮质激素、能量合剂、促进脑复苏，应用营养脑细胞的药物、"昏迷鸡尾酒"及冬眠疗法等。 (3) 早期清除氧自由基。常用自由基清除剂：巴比妥类、CoQ10、超氧化物歧化酶(SOD)、氯丙嗪、异丙嗪、还原性谷胱甘肽、糖皮质激素、维生素C、维生素E、丹参、β-胡萝卜素等。 (4) 改善脑内微循环。扩张脑血管，常用药物为川芎嗪、灯盏花素、甘油果糖、小分子右旋糖酐等，必要时可使用抗凝溶栓治疗，如蝮蛇抗栓酶、链激酶、尿激酶、阿司匹林、通心络胶囊等。 (5) 维持内环境稳定。水、电解质和酸碱平衡，防止细胞内钙超载，维持脑细胞正常代谢和功能
氰化氢	凡出现呼吸困难者应给予解毒药物治疗，常用的解毒治疗方法有亚硝酸钠-硫代硫酸钠法，如无亚硝酸钠，可选亚甲蓝-硫代硫酸钠疗法。 (1) 亚硝酸钠-硫代硫酸钠疗法。首先缓慢静脉注射3%亚硝酸钠溶液10~15mL，或按6~12mg/kg给药。然后，再静脉注射25%~50%硫代硫酸钠溶液20~50mL，必要时重复给药。 (2) 亚甲蓝-硫代硫酸钠疗法。亚甲蓝溶液按5~10mg/kg稀释后缓慢静脉注射，随后立即静脉注射25%~50%硫代硫酸钠溶液20~50mL，必要时重复给药。 (3) 4-二甲氨基苯酚(4-DMAP)。立即肌内注射10%4-DMAP2mL后，缓慢静脉注射25%~50%硫代硫酸钠溶液20~50mL，必要时重复给药

续表

毒物名称	治　疗
硫化氢	目前尚无硫化氢中毒的特效解毒药。主要是在氧疗和防治细胞窒息的基础上，积极防治休克、脑水肿、肺水肿。 (1) 现场急救。迅速脱离现场，人工呼吸，心肺复苏。 (2) 尽快给氧。可用双鼻导管或面罩法，但使用高浓度（>60%）氧的时间不宜超过24h。有条件者可尽早施用高压氧治疗，但应合理使用。 (3) 早期投用自由基清除剂、钙通道阻滞剂，以消除代谢性酸中毒产生的大量氧自由基和细胞内钙超载诱发的损伤效应。 (4) 昏迷病人应注意防治缺氧性脑损伤及脑水肿。如投用激素、葡萄糖、昏迷鸡尾酒（葡萄糖、维生素 B1、纳洛酮）、能量合剂、利尿脱水剂、促进脑复苏和营养脑细胞的药物，并实施低温冬眠等。 (5) 对症支持，维持重要器官功能。如补足血容量，投用肾上腺糖皮质激素及多巴胺类扩血管药物，纠正酸中毒，防治休克等。昏迷时间较长者应注意防止横纹肌损伤及肌红蛋白尿；注意防治呼吸抑制。注意适当限制液体入量及使用利尿脱水、糖皮质激素、防治肺水肿等。 (6) 眼部损害应立即用自来水或生理盐水彻底冲洗至少15min，局部使用氯霉素眼药水、可的松软膏或红霉素眼膏；鱼肝油滴眼可促进上皮生长，防止角膜与球结膜粘连
氮气	(1) 现场急救。迅速脱离现场，人工呼吸，心肺复苏。 (2) 尽快给氧。有条件者可尽早施用高压氧治疗，但应合理使用。无给氧条件时，静脉注射0.3%过氧化氢溶液亦不失为有效抢救措施之一。 (3) 早期投用纳洛酮，可先给 0.4~0.8mg 静脉注射，数分钟后可重复给药，亦可 4~10mg 加入 500~1000mL 生理盐水或5%葡萄糖液中静脉滴注。 (4) 早期投用自由基清除剂、钙通道阻滞剂，以及时清除因缺氧引起的自由基大量生成和细胞内钙超载诱发的损伤效应。 (5) 对症支持。如及时给予糖皮质激素、葡萄糖、能量合剂、利尿脱水剂、促进脑复苏和营养脑细胞药物等以防治缺氧性损伤；还应注意防治感染，纠正酸碱失调及水、电解质紊乱，补充维生素及其他营养物质，以利康复

3.3.7.3　金属和类金属

表3-4 列出了常见金属类金属急性中毒的治疗原则。

表3-4　常见金属类金属急性中毒治疗原则

毒物名称	治　疗
铅	(1) 急救处理。口服者，立即清水洗胃或用1%硫酸镁或硫酸钠洗胃，以形成难溶性铅而防止大量吸收，洗胃后给50%硫酸镁溶液40ml 导泻。也可给牛奶或蛋清以保护胃黏膜。 (2) 对症及支持治疗。铅绞痛发作时，10%葡萄糖酸钙10ml，静脉注射阿托品 0.5~1.0mg 或 654-2，10mg，肌注；腹部热敷；针灸足三里、中脘、内关、三阴交等。至铅绞痛控制后按慢性铅中毒治疗方案进行。 (3) 铅脑病治疗。先用二巯基丙醇（dimercaprol；BAL）2.5mg/kg 肌肉注射，第1~2 天，每4~6h 一次；以后每日 1~2 次，共 5~7 天。接着用 CaNa2EDTA 治疗，用法按慢性铅中毒治疗方案。 (4) 解毒剂。目前有肯定效果的络合剂驱铅作用强弱情况：CaNa3DTPA（钙促排灵）>CaNa2 EDTA（依地酸钠钙）>ZnNa3DTPA（锌促排灵）>Na2DMS（二巯基丁二酸钠）、DMSA（二巯基丁二酸）>811（螯合羧酚）。具体用法如下：CaNa2EDTA 或 CaNa3DTPA 1.0g，静脉滴注或静脉推注或肌肉注射（加 2%普鲁卡因 2mL），每日一次，连续 3 天停药 4 天为一疗程，一般 3 个疗程即可。Na2DMS 1.0g，静脉推注或肌肉注射（加 2%普鲁卡因 2mL），每日一次，连用 3 天停药 4 天为一疗程，一般 3 个疗程即可。DMSA 0.5g，口服，每日 3 次，连用 3 天停药 4 天为一疗程，一般用 3 个疗程即可

续表

毒物名称	治 疗
汞	（1）急救处理。口服汞盐患者不应洗胃，应尽快口服蛋清、牛奶或豆浆等，以使汞与蛋白质结合，保护被腐蚀的胃壁。也可用0.2%～0.5%的活性炭洗胃，同时用50%硫酸镁导泻。 （2）解毒剂。驱汞治疗应早尽快，主要应用巯基络合剂，其中二巯基丙磺酸钠、二巯基丁二钠和二巯基丁二酸是首选药物。急性中毒时，可用二巯丙磺钠125～250mg，肌内注射，每4～6小时一次，2天后125mg，每日一次，疗程视病情而定。慢性中毒时，可用二巯基丙磺酸钠：125～250mg，肌内注射，每日一次，疗程间隔可4～7天，一般用药3～4疗程，疗程中需进行尿汞监测
锰	金属络合剂没有显著疗效，可以对症治疗。 早期可用金属络合剂如依地酸二钠钙等治疗，但疗效似乎不显著
镉	急救原则与内科相同，视病情需要早期给予短程大剂量糖皮质激素
砷	（1）口服中毒者立即催吐，洗胃，洗胃后给予口服新鲜配制的砷化物沉淀剂氢氧化铁溶液（12%硫酸亚铁，20%氧化镁悬液，用时等量混合），每5～10min给一匙，直至呕吐停止后，停止给药。如无此药，可用活性炭悬液、牛乳、蛋清水等，服后再将胃洗净。然后给予硫酸镁或硫酸钠导泻。 （2）解毒药。①二巯基丙醇2.5～3mg/kg，第1～2日，每4h 1次肌注，第3日，每6h 1次肌注，以后每日1次，如有需要可用至7～14d。②二巯基丙磺酸钠5mg/kg，肌注，每4～6h 1次，次日1/8h，第3日1～2/d，疗程5～7d。③二巯基丁二钠 首剂2g，溶于生理盐水20mL静注，以后1g/6h，4～5次后，1g/d，疗程3～5d。 （3）对症处理如腹痛严重可肌注阿托品0.5mg，加哌替啶50～100mg。 （4）补充大量维生素B、C、K，维持水及电解质平衡，酌情给能量合剂
砷化氢	（1）立即吸氧。 （2）氢化可的松400～600mg或甲基氢化泼尼松10～20mg静滴，以抑制溶血反应。 （3）积极保护肾脏，50%葡萄糖液60～100mL静注。出现少尿者静注20%甘露醇250ml加速尿20～100mg，肾区超短波透热。无尿者考虑腹膜透析或血液透析。 （4）血红蛋白如低至5g，应予输血，严重砷化氢中毒可考虑换血疗法
镍、镍化合物与羰基镍	（1）脱离接触。 （2）纠正缺氧，给予氧气吸入并保持呼吸道通畅。 （3）防治肺水肿。应早期、足量、短程应用糖皮质激素、控制液体输入量。可以应用消泡剂（二甲硅油气雾剂）。 （4）预防感染、防治并发症、维持电解质平衡。 （5）重度中毒者可予二乙基二硫代氨基甲酸口服，每次0.5g，每日4次，并同时服用等量碳酸氢钠，根据病情决定使用天数，一般可连续服药3～7d。也可采用雾化吸入
铝	吸入铝及其化学物引起的急性呼吸系统损害可进行相应的对症治疗。皮肤接触烷基铝引起的灼伤，应先使用汽油及酒精擦洗，不可用水冲洗。然后按一般皮肤灼伤处理，涂以氟轻松霜膏或氧化锌油膏
铬	治疗原则以对症治疗为主。局部可应用硫代硫酸钠溶液或溶菌酶制剂；对鼻中隔穿孔患者，必要时可行鼻中隔修补术

3.3.7.4 高分子化合物

高分子化合物本身化学性质稳定，对人体基本无毒害。但某些聚合物中的游离单体会引起急性中毒。常见高分子化合物游离单体急性中毒的治疗原则见表3-5。

表3-5 常见高分子化合物游离单体急性中毒的治疗原则

毒物名称	治疗
氯乙烯	(1)迅速脱离现场，脱去被污染的衣物，用清水清洗被污染的皮肤，注意保暖，卧床休息。 (2)氯乙烯尚无特异解毒剂，仍以对症支持措施为主，治疗原则与内科相同
丙烯腈	(1)迅速脱离现场，脱去被污染的衣物，皮肤污染部位用清水彻底冲洗。 (2)接触反应者应严密观察，轻度中毒者可静脉注射硫代硫酸钠，重度中毒者可使用高铁血红蛋白形成剂和硫代硫酸钠；硫代硫酸钠根据病情可重复应用。症状较重者还应给予对症处理。 (3)给氧，可根据病情采用高压氧治疗。 (4)出现脑水肿者可应用糖皮质激素及脱水、利尿等处理
丁二烯	本品无特殊解毒剂，中毒者应迅速脱离现场，保持安静及卧床休息。急救原则与内科相同，视病情需要可早期给予短程大剂量糖皮质激素、吸氧，并注意保持呼吸道通畅，如有呼吸困难，应立即给予机械呼吸
四氯乙烯	本品无特殊解毒剂，中毒者应迅速脱离现场，急救原则与内科相同
含氟塑料含氟单体	(1)凡有确切的有机氟气体意外吸入使者，不论有无自觉症状，必须立即离开现场，绝对卧床休息，进行必要的医学检查和预防性治疗，并观察72h。 (2)早期给氧，氧浓度一般控制在50%~60%，慎用纯氧及高压氧。急性呼吸窘迫综合征时可应用较低压力的呼气末正压呼吸。 (3)尽早、足量、短程应用糖皮质激素。强调对所有观察对象及中毒患者就地给予糖皮质激素静注等预防性治疗。中毒患者根据病情的轻重，在中毒后第一天可适当加大剂量，以后足量短程静脉给药。中度以上中毒患者，为防治肺纤维化，可在急性期后继续小剂量间歇应用糖皮质激素。 (4)维持呼吸道通畅，可给予支气管解痉剂或超声雾化吸入。 (5)出现中毒性心肌炎及其他临床征象时，治疗原则一般与内科相同。 (6)合理选用抗生素，防治继发性感染。 (7)氟聚合物烟尘热，一般给予对症治疗。凡反复发病者，应重视对肺纤维化的预防和相应处理
二异氰酸甲苯酯	吸入二异氰酸甲苯酯有黏膜刺激症状者应密切观察；早期吸氧，对症处理，给与糖皮质激素，限制水量，合理使用抗生素，注意肺水肿预防和处理，肾上腺糖皮质激素早期、足量、短程应用
二甲基甲酰胺	(1)本病尚无特效解毒剂。皮肤污染时用大量清水彻底冲洗，如有皮肤灼伤，应根据化学性皮肤灼伤的治疗的相关方法进行处理；眼污染时用清水彻底冲洗，必要时请眼科检查；口服毒物必须彻底洗胃。 (2)本病的重点在于中毒性肝病的治疗，主要保护肝脏。应特别注意胃肠道出血的防治，治疗出血性胃肠炎的对症治疗

3.3.7.5 苯的氨基和硝基化合物

急性苯的氨基和硝基化合物中毒治疗原则

(1)立即将中毒患者救离中毒现场，脱去污染的衣服、鞋、袜；皮肤污染者可用5%乙酸溶液清洗皮肤，再用大量肥皂水或清水冲洗；眼部受污染可用大量生理盐水冲洗。

(2) 注意维持呼吸、循环功能；给予吸氧，必要时可辅以人工呼吸、呼吸兴奋药及强心、升压药物等。

(3) 高铁血红蛋白血症的处理：

① 5%~10%葡萄糖溶液500mL加维生素C 5.0g静脉滴注，或50%葡萄糖溶液80~100mL加维生素C 2.0g静脉注射，适用于轻度中毒病人。

② 较重病人可用1%亚甲蓝（美蓝）溶液5~10mL（1~2mg/kg）加入10%~25%葡萄糖溶液20mL中静注，1~2h可重复使用，一般1~2次。亚甲蓝作为还原剂可促进高铁血红蛋白（MetHb）还原。亚甲蓝的副作用是注射过快或一次应用剂量过大易出现恶心、呕吐、腹痛，甚至抽搐、惊厥等。

③ 甲苯胺蓝和硫堇也可加快MetHb还原，常用4%甲苯胺蓝溶液10mg/kg，缓慢静脉注射，每3~4h一次，或0.2%硫堇溶液10ml，静脉注射或肌肉注射，每30min一次。

④ 还可使用10%~25%硫代硫酸钠10~30mL静注。

(4) 溶血性贫血的治疗：根据病情严重程度采取综合治疗措施，糖皮质激素治疗为首选方法，一般应大剂量静脉快速给药，可用地塞米松10~20mg或氢化可的松200~500mg静脉滴注，至少3~5d，目的是稳定溶酶体，避免红细胞破坏。对于急性溶血危象或严重贫血者应进行输血，也可给予低分子右旋糖酐250~500mL静滴。此外，应给予5%碳酸氢钠溶液100~250mL，使尿液碱化，防止Hb在肾小管内沉积，溶血严重者可采用置换血浆疗法和血液净化疗法。

(5) 中毒性肝损伤的处理：除给予高糖、高蛋白、低脂肪、富维生素饮食外，还应积极采取内科常用"护肝"治疗。

(6) 其他：主要为对症和支持治疗，如高热，可用物理降温法或人工冬眠药物；加强护理工作，包括心理护理。

常见苯的氨基和硝基化合物急性中毒的治疗原则见表3-6。

表3-6 常见苯的氨基和硝基化合物急性中毒治疗原则

毒物名称	治疗
苯胺	(1) 迅速脱离现场，清除皮肤污染，立即吸氧，严密观察。 (2) 高铁血红蛋白血症治疗、贫血治疗见前述
三硝基甲苯	迅速将患者移至空气新鲜处，立即脱去被污染的衣服，用肥皂水（忌用热水）清洗皮肤上的毒物，并给与还原性谷胱甘肽1.2g、2~5g维生素C等（加葡萄糖液）缓慢静脉注射或静脉滴注；出现发绀者可给予1%亚甲蓝5~10mL加入25%葡萄糖液20mL静脉注射；肝脏损伤者可按内科保肝原则制定治疗方案，依据病情可选用口服葡醛内酯、联苯双酯，静脉滴注维生素C等；禁止饮酒、禁用或慎用引起肝脏损害的药物。 白内障治疗目前尚无特效药物，可用氨肽碘、吡诺克辛钠等眼药水滴眼，采取对症及支持疗法，适当休息，增加营养等

3.3.7.6 有机溶剂

常见有机溶剂急性中毒的治疗原则见表3-7。

表3-7 常见有机溶剂急性中毒治疗原则

毒物名称	治疗
苯	与一般麻醉性气体中毒的急救相同。迅速将中毒患者移至空气新鲜处，脱去污染衣物，用肥皂水彻底清洗。保持呼吸道通畅，注意保暖，口服中毒者，要给予洗胃。 急性期应卧床休息，并接受对症、支持治疗，可给予葡萄糖醛酸，中毒较重者给予吸氧，并注射高渗葡萄糖液。要注意防止患者出现脑水肿，慎用肾上腺素
二甲苯	吸入较高浓度二甲苯蒸气者立即脱离现场至空气新鲜处。有症状者给吸氧，密切观察病情变化。中毒者主要是对症处理，可用葡萄糖醛酸促进二甲苯的排泄，有意识障碍或抽搐时注意防治脑水肿，慎用肾上腺素；对于直接吸入液体者给吸氧，应用抗生素预防肺部感染
二氯乙烷	目前尚无特效解毒药。 立即脱离现场至空气新鲜处，更换被污染的衣物，用清水彻底冲洗被污染的皮肤，并注意保暖。 治疗重点：整个过程中，要密切观察病情变化，特别要注意脑水肿的突然发生及发病后病情的反复，及时降低颅内压，控制脑水肿，及早应用甘露醇、呋塞米及地塞米松等。并应根据病情维持一段时间，切勿过早停药。出现癫痫发作、肌阵挛，可选用丙戊酸钠及氯硝西泮等。忌用肾上腺素，因其可诱发致命性心律失常。肝、肾损害及肺水肿的治疗同内科治疗
三氯乙烯	目前尚无特效解毒药，急性中毒的抢救，主要迅速脱离接触，注意卧床休息，采用一般急救措施及对症治疗，其原则与内科急重症应急抢救常规相同。 早期足量使用糖皮质激素，注意保护肝、心、肾功能，慎用肾上腺素及其他拟肾上腺素药物；乙醇可增强三氯乙烯的毒性作用，应避免使用含乙醇的药物，如氢化可的松注射液等
正己烷	无特殊解毒剂。 立即脱离接触，移至空气新鲜处，用肥皂水清洗皮肤污染物，并做对症处理，如中西医综合疗法，辅以针灸，理疗和四肢运动功能锻炼等
二硫化碳	尚无特效解毒药，主要是对症处理，可用B族维生素、能量合剂，并辅以体疗、理疗及其他对症治疗，重度中毒应同时加强支持疗法

3.3.7.7 农药

常见农药急性中毒的治疗原则见表3-8。

表3-8 常见农药急性中毒治疗原则

毒物名称	治疗
有机磷酸酯类农药	（1）清除毒物。立即使患者脱离中毒现场，脱去污染衣服，用肥皂水（忌用热水）彻底清洗污染的皮肤、头发、指甲；眼部如受污染，应迅速用清水或2%碳酸氢钠溶液冲洗。 （2）特效解毒药。迅速给予解毒药物。轻度中毒者可单独给予阿托品；中毒或重度中毒者，需要阿托品及胆碱酯酶复能剂（如氯解磷定、解磷定）两者并用，合并使用时，有协同作用，剂量应当减少。敌敌畏、乐果等中毒时，使用胆碱酯酶复能剂的效果较差，治疗应以阿托品为主。注意达到阿托品化，但也要防止阿托品过量、甚至中毒。 （3）对症治疗。处理原则同内科。治疗过程中，特别注意要保持呼吸道通畅。出现呼吸衰竭或呼吸麻痹时，立即给予机械通气，必要时做气管插管或切开，呼吸暂停时，也不要轻易放弃治疗。急性中毒患者临床表现消失后仍应继续观察2~3d，乐果、马拉硫磷、久效磷中毒者，应延长治疗观察时间，重度中毒患者避免过早活动，防止病情突变
拟除虫菊酯类农药	拟除虫菊酯遇碱可以分解，因此对污染的皮肤应尽可能用肥皂水清洗。对口服中毒者亦宜以2%~4%碳酸氢钠溶液或清水彻底洗胃，忌用热水。 迄今对本病尚无特效解毒治疗，以对症治疗及支持疗法为主。阿托品虽可减轻口腔分泌和肺水肿，但切忌剂量过大，以免引起阿托品中毒
氨基甲酸酯类农药	中毒患者立即脱离现场，脱去污染衣物，用肥皂水反复彻底清洗污染的衣服、头发、指甲或伤口。眼部受污染者，应迅速用清水、生理盐水冲洗。如系口服要及时彻底洗胃。 阿托品是治疗的首选药物。但要注意，轻度中毒不必阿托品化；重度中毒者，开始最好静脉注射阿托品，并尽快达阿托品化，但总剂量远比有机磷中毒时小。 单纯氨基甲酸酯杀虫剂中毒不宜用肟类复能剂，因其可增加氨基甲酸酯的毒性，并降低阿托品疗效。临床经验提示，在临床出现明显烟碱样症状时，适当使用肟类复能剂有助于病情恢复，尤其是与有机磷混配引起中毒时
百草枯	本病无特效解毒剂，必须在中毒早期采取手段阻止肺纤维化的发生，方为上策。具体措施： （1）阻止毒物继续吸收。尽快脱去污染的衣物，用肥皂水彻底清洗污染的皮肤、毛发；眼部受污染时立即用流动清水冲洗，时间不少于15min；经口中毒者应给予催吐、彻底洗胃，同时加用吸附剂（15%漂白土或活性炭，首日可每2~4h灌服一次），以减少机体对毒物的吸收，继之以甘露醇或硫酸镁导泻。 （2）加速毒物排泄。除常规输液、使用利尿剂外，最好在患者服毒24h内进行血液透析或血液灌流；血液灌流对毒物的清除率是血液透析的5~7倍。 （3）防止肺纤维化。及早给予自由基清除剂，如维生素C、维生素E、SOD等；另有实验报告指出，谷胱甘肽、茶多酚能提高机体抗氧化能力，对百草枯中毒也有改善作用。此外，中毒早期应用肾上腺糖皮质激素及免疫抑制剂（环磷酰胺、硫唑嘌呤）可能对病人有效，但一旦肺损伤出现则无明显作用。 （4）对症及支持疗法。保护肝、肾、心功能，防治肺水肿、加强对口腔溃疡、炎症的护理，积极控制感染。 百草枯中毒患者，如出现肺部损害，预后往往不好，死亡率高，故对中毒患者早期即要密切观察肺部症状、体征，动态观察胸部X片及血气分析，有助于早期确定肺部病变

3.4 应急检测

突发职业中毒事故现场情况复杂,不同事故中引起急性职业中毒的物质可能不同,现场应急检测是职业中毒事故现场处置中不可缺少的工作。职业中毒事故的应急检测,通常要求检测人员在尽可能短的时间内判断出化学危害物质的种类、理化特性、浓度、污染的范围及可能的危害程度,为及时、正确地处理、处置事故,正确救治中毒人员,制定恢复措施提供科学的决策依据。根据检测方法的不同分为现场快速检测方法和常规实验室检测方法两种。现场快速检测是急性职业中毒事故中初步筛选毒物类别的常用手段,有些快速检测方法还可以对现场毒物浓度进行定量或半定量测定。准确、便捷的现场快速测定为进一步实验室检测确定毒物类别指明方向。实验室检测一般采取现场采样、实验室检测的方法,可以得到准确的检测数据,但不能立即得到结果。

3.4.1 现场检测的仪器设备及防护装备准备

接到急性职业中毒事故报告要求进行现场检测后,应急检测人员应根据从事故报告中了解的基本情况,迅速准备现场检测用仪器、设备、材料及个人防护用品。具体有:

(1) 现场快速检测仪器。包括快速检气管(尽量带上可能存在毒物的各种检测管)、检测试纸以及便携式检测仪器(如多气体检测仪、单气体检测仪等)。如有必要,准备便携式气相色谱仪、便携式红外光谱仪、便携式气相色谱/质谱联用仪等现场定性定量检测仪器设备。

(2) 常规采样仪器设备。包括防爆型空气采样器、防爆型粉尘采样器、采样管(碳管、硅胶管)、集气袋、吸收管(根据事故报告,准备必要的吸收液)、集联球、采集粉尘滤膜、采集金属滤膜等。

(3) 个人防护装备。包括防护服、防护手套、防护鞋、护目镜等防酸碱、防有机溶剂渗透的防护用品;各类防毒面具、空气呼吸器等呼吸防护用品;防爆应急灯、安全帽、救生衣、防护安全带、呼救器等。

3.4.2 检测项目

突发职业中毒事故现场由于其突然性、形式的多样性、发生事故泄漏物料成分的复杂性,或现场物料发生了化学反应,生成了其他物质等原因,决定了确定检测项目的难度。实际中,除了事故起因和污染物成分比较确定的事故以外,都需要尽快确定引起中毒事故的毒物,即确定检测项目。可以按照下列方法确定检测项目。

生产装置或作业场所发生急性中毒事故的起因明确,可通过对现场作业人员进行询问,了解发生事故后可能涉及的物料泄漏情况，及物料的主要成分，并从事故的性质（火灾、爆炸、泄漏等）分析是否存在化学反应，是否可能产生新的毒害物质，确定需要进行检测的毒物项目。

对于完全未知的毒物中毒现场，可通过对中毒事故现场的气味、挥发性、遇水的反应性、颜色及对周围环境及作物的影响，以及中毒者的中毒症状、反应等进行初步判断，确定引发中毒的物质及检测项目。如氰化物具有苦杏仁味，嗅觉阈为 1.0μg/L；二氧化硫具有特殊的刺鼻味；含巯基的有机磷农药具有恶臭味，硝基化合物在燃烧时冒黄烟；酸性物质具有酸味，碱性物质具有苦涩味，酸碱物质能刺激皮肤；光气散发出烂干草味，嗅觉阈为 4.4μg/L；硫化氢气体具有臭鸡蛋味等。还可以使用定性的检测方法确定现场存在的主要毒物种类，如使用无机定性检测管或有机定性检测管，便携式气相色谱/质谱分析仪、便携式红外分析仪法进行定性检测。或者使用各种检气管进行检测，观察呈现阳性反应的物质检测管，从而判断存在何种毒物。

3.4.3　检测范围

事故现场状况复杂，可根据具体情况确定检测范围。检测应获得事故现场周边毒物达到职业接触限值及以上浓度的区域范围。

3.4.4　现场快速检测

3.4.4.1　现场快速检测常用方法

现场快速检测主要有检气管法、气体检测仪法、比色试纸法及便携式气相色谱/质谱分析仪法、便携式红外分析仪法等。

（1）检气管法：检气管法具有简便、快速、直读等特点，在现场几分钟内便可根据检气管变色柱的长度测定出被测气体的浓度。目前市售的检气管可检测的有毒气体有上百种，如：一氧化碳、二氧化碳、氨气、氯气、二氧化氮、二氧化硫、氟化氢、硫化氢、氯化氢、砷化氢、氰化氢、汞蒸气、苯、甲苯、二甲苯、甲醇、乙醇、乙烯、乙炔、乙醚、汽油、液化石油气、甲醛、硫酸二甲酯、光气、丙烯腈、二硫化碳、磷化氢、臭氧等。

目前市售的还有定性检气管，分无机定性检气管和有机定性检气管。日本光明理化学工业株式会社生产的无机定性检测管可以定性检测出空气中存在的氨、二氧化硫、盐酸、一氧化碳、二氧化硫、氯气、二氧化氮、磷化氢、甲硫醇、乙酸、乙炔、胺类。有机定性检测管可以定性检测出空气中存在的乙烯、乙炔、乙烯氧化物、丁二烯、二硫化碳、丙烷、丁烷、戊烷、汽油、苯、甲苯、二甲苯、乙苯、苯乙烯、甲酚、丙酮、甲醛、乙醛、石碳酸、苯胺、四氢呋喃等物质。

(2) 便携式气体检测仪法：具有操作简单、快速、直读、精确度较高、可连续检测等特点。不仅可用于事故状态现场快速检测，还可用于现场工作人员对环境毒物浓度状况的监测。目前市售的便携式气体检测仪有多种类型，有可以检测单一种气体的，如二氧化碳、一氧化碳、氮气、氯气、氨气、二氧化氮、二氧化硫、氟化氢、氰化氢、氯化氢、硫化氢、砷化氢、氧气、氢气、臭氧、一氧化氮、氯乙烯、肼、二氧化氯、甲烷、乙烷、光气、磷化氢、甲苯等检测仪；还有可以同时检测多种气体的检测仪，如二合一、三合一、四合一、五合一等不同多种气体组合的检测仪器。

(3) 比色试纸法：比色试纸法简便、快速、便于携带。目前常用的有检测氨气、有机磷农药、一氧化碳、光气、氢氰酸、硫化氢、甲醛、乙醛、二氧化氮、次氯酸、过氧化氢等的试纸。部分化学物显色反应的颜色变化见表3-9。

表3-9 部分化学物显色反应的颜色变化表

化学物	显色试剂	颜色变化
一氧化碳	氯化钯	白色→黑色
二氧化硫	亚硝酰铁氰化钠+硫酸锌	浅玫瑰色→砖红色
二氧化氮	邻甲联苯胺	白色→黄色
二氧化碳	碘酸钾+淀粉	白色→紫蓝色
二氧化氯	邻甲联苯胺	白色→黄色
二硫化碳	哌啶+硫酸铜	白色→褐色
光气	对二甲氨基苯甲醛+二甲苯胺	白色→蓝色
苯胺	对二甲氨基苯甲醛	白色→黄色
氨气	石蕊	红色→蓝色
氟化氢	对二甲基偶氮苯胂酸	浅棕色→红色
砷化氢	氯化汞	白色→棕色
硒化氢	硝酸银	白色→黑色
硫化氢	醋酸铅	白色→褐色
氢氰酸	对硝基苯甲醛+碳酸钾(钠)	白色→红棕色
溴	荧光素	黄色→桃红色
氯	邻甲联苯胺	白色→蓝色
氯化氢	铬酸银	紫色→白色
磷化氢	氯化汞	白色→棕色

部分显色试纸显色反应并不专一，如氯化汞制备的显色试纸，砷化氢和磷化氢均能使之变成相同的颜色，用邻甲苯胺制备的试纸遇二氧化氮或二氧化氯都呈现出黄色。

(4) 便携式气相色谱/质谱分析仪法：可为车载式或其他能够现场使用的气相色谱/质谱分析仪，可用于各种挥发性有机化合物的检测，精确度高，检测范围广，特别适用于未知毒物和多种混合毒物存在的现场。

3.4.4.2 实施快速检测

(1) 检测人员首先应根据对事故中毒物质的初步判断,选用带至现场的简易、快速的便携式检测仪、检气管等,对可能存在的毒物进行初步快速检测。根据快速检测法的检测结果,对存在于事故现场的毒物种类及其已达到的浓度进行初步判断。

中毒事故污染物比较明确的现场,可直接采用检测该物质或该几种物质的快速检测方法进行检测。需要进行定性检测分析以确定中毒污染物的事故现场,可按照3.4.2确定检测项目的方法,先进行定性检测,确定污染物种类名称,再进行定量检测。

一般情况下,检测人员可以采用从事故现场外部向事故地点推进的检测方式。使用便携式气体检测仪或便携式气相色谱/质谱联用仪的,可以在推进过程中直接读取数据,注意数据大小及变化的情况,在职业接触限值浓度处、立即威胁生命或健康浓度(IDLH)处、事故现场周围作业场所边界处、事故地点处要做数据记录。采用检气管或比色试纸检测,根据情况隔一定距离检测一次数据。

根据现场情况,确定是否需要在事故现场四周进行检测。如事故现场某种或几种毒物浓度远超过职业接触限值,根据当时气象条件及现场布局情况,对事故地点四周布点进行检测,下风侧适当增加检测点,直到检测浓度低于职业接触限值处。根据有毒有害物质的浓度分布情况,确定不同程度污染区的边界。

为确保检测结果的准确性,对一种毒物如具有不同快速检测手段,可同时用不同方法进行检测,以验证检测结果。

(2) 如事故是发生在受限空间,或有大量窒息性气体等泄漏,在初步快速检测中还应包括对事故地点氧含量的测定。

(3) 及时向现场应急指挥部门报告现场快速检测结果。

3.4.5 样品采集及实验室检测

对快速检测结果进行初步分析,找出可能导致职业中毒的毒物。如条件允许,在事故现场用职业卫生标准方法进行采样,样品送实验室进行检测。

3.4.5.1 空气样品采集

首先应了解急性职业中毒事故发生过程和发生地情况后再进行样品采集,注意要采集具有代表性的样品,选择合适的采样容器和采样工具,防止污染,采集的样本量应当满足多次重复检测需要。如初步检测现场浓度很高,应注意采样的流速和时间,避免样品收集器被饱和击穿。

气态物质可使用吸收管、固体吸附剂管、注射器或采气袋等进行采集。采集方法以集气法为主,亦可使用导向采样法。当毒物以气溶胶形式存在时,使用滤料(微孔滤膜、过滤乙烯滤膜)、采样夹和冲击式吸收管。当毒物以蒸气态和气溶胶形式共同存在时,使用浸渍滤料或滤料加固体吸附剂采集。当存在形式不明时,使用注射器、采气袋或苏玛罐采集。

对于固态或液态有毒物质,一般直接用适宜的工具采入有螺丝扣盖子的玻璃或无色的聚乙烯、聚四氟乙烯容器中。

3.4.5.2 生物样品采集

急性职业中毒患者的血液、尿液为主要采集的生物样品。血液样品采集量为10mL,尿液样品为50~100mL。

3.4.5.3 样品的管理

① 现场采集的样品应做好编号及标识。采集后的样品应妥善放置,避免运输途中污染及损失。

② 样品进入实验室做好登记交接,送样及接样人员应分别确认签字。留样的样品应妥善保存,直至事故处理完毕。

③ 对于含高毒或毒物浓度较高的样品,样品不应随意处置,应做好无害化处理。

3.4.5.4 现场调查及采样记录

做好现场调查及采样的记录。记录内容至少应包括:事故现场名称,地点,日期,现场状况描述,现场人员情况介绍,现场风向、风速、气压、温度、湿度等,检测仪器名称、型号、编号,检测点,检测项目,检测结果(如果是检气管法、检测试纸法或直读检测仪法,直接读取检测结果),采样仪器名称、型号、编号,收集器名称,采样流速,起止时间,样品编号,采样人,现场确认人员签字等。

3.4.5.5 实验室检测

实验室人员按照国家职业卫生标准检测方法进行样品检测。检测过程注意质量控制。

3.4.6 中毒事故应急检测报告

事故应急检测单位在应急检测完成后,应及时出具事故应急检测报告。报告应包括如下内容:

(1)报告名称,报告编号,受检单位名称,检测类型,报告签发日期。

(2)事故情况描述。事故的时间、地点、事故原因、事故状况、中毒情况,检测的项目,采样、检测仪器,检测方法,现场气象条件描述,检测位置示意图。

(3)检测结果。检测项目、检测点、检测方法、检测结果,是否超过职业接触限值的判定。

(4)检测结果评价(必要时)。

(5) 签发人。

检测报告应经过审核后报出。

3.4.7 现场检测注意事项

（1）现场检测至少应两人同行。进入事故现场应经现场指挥或警戒人员许可，并穿戴必备的防护用品，确保自身安全。

（2）如需登高或进入受限空间，还应带安全带。

3.4.8 应急检测中的个人防护

参加职业中毒事故现场应急检测的人员必须首先做好个人防护。在进入事故中毒现场前，根据进入现场的区域，选用并穿戴合适级别的防护装备。具体参见3.7 事故现场个体防护。

3.5 紧急隔离

发生职业中毒事故后，事故现场应设置紧急隔离带。

突发中毒事故的风险区域是基于对事件危害性、危害水平、人员可能受到伤害的风险及天气条件的综合评判，用以确定应急人员的防护状态。一般来说，对一级和二级突发中毒事件应划定相应的风险区域边界，而三级突发中毒事件的风险区域通常不会形成"隔离区"。紧急隔离带是以紧急隔离距离为半径的区域，非事故处理人员不得入内。现场疏散与隔离要根据事故现场的实际情况确定。隔离带分为热区、温区和冷区。见图3-2、图3-3。

（1）热区（HOT ZONE，红区，隔离区）是指立即威胁生命和健康浓度（IDLH）的环境，一级和二级突发中毒事件现场的核心区域；是紧邻事故污染现场的区域，一般用红线将其与其外的区域分隔开来，在此区域救援人员必须穿戴防护装备以避免被污染或受到物理损害。区域大小与有毒物质的释放量、毒性、空间，以及气象条件有关，可通过实时监测或模型分析确定；隔离区半径可从数十米至数公里。

（2）温区（WARM ZONE，黄区，防护支援区）是指围绕热区以外的区域，非 IDLH 环境，在此区域的人员要穿戴适当的防护装备避免二次污染的危害，一般以黄色线将其与其外的区域分隔开来，此线也称为洗消线，所有出此区域的人必须在此线上进行洗消处理。区域范围要远大于热区，并受多种因素影响；防护支援区域的半径可至数公里范围。

（3）冷区（COLD ZONE，绿区，安全支援区）是指没有受到有毒物质污染、或污染浓度不能形成危害的区域，通常是洗消线外，"温区"的周边区域，患者的抢救治疗、支持指挥机构设在此区。要注意有毒物质扩散的影响,以及处置受害人员时可能产生的二次(次生)污染。

位于热区的伤亡人员一般要由消防或专门急救人员抢救出,并通过特定的通道将其转移出热区(红线),交给位于温区的救护人员,救护人员要避免被污染。在温区建立洗消区,洗消区分成两种,一种处理伤亡人员,被污染的伤亡人员要在被洗消后转移出温区,另一种处理穿戴防护服的救援人员。洗消时及时进行伤员检伤分类,以便使伤员得到最及时的救治。

事故处理中要控制进入事故绿区的非救援人员,如:公众、新闻记者等。事故现场首先要建立的分离线是冷线(绿线),控制进入人员。

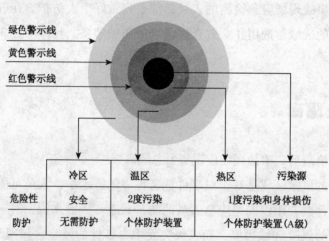

图 3-2 无风时紧急隔离带示意图

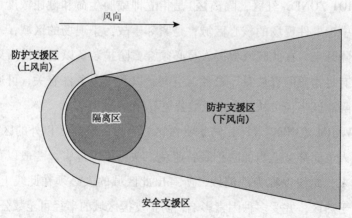

图 3-3 有风时突发中毒事件的现场分区

3.6 紧急疏散

在抢救中毒患者的同时须及时做好周围人员及居民的紧急疏散工作，疏散工作中最重要是确定疏散距离，人员疏散方向是上风向、上水源；疏散距离根据不同化学物质的理化特性和毒性，结合地况、气象条件等综合情况来确定。疏散距离（下风向疏散距离）是指必须采取保护措施的范围，即该范围内居民处于有害接触的危险中，可以采取撤离、密闭门窗、其他防护措施等。由于夜间气象条件对毒气云的混和作用要比白天来得小，毒气云不易散开，因而下风向疏散距离相对比白天的远。夜间和白天的区分以太阳升起和降落为准。见图3-4。

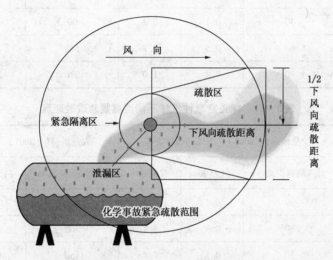

图3-4 化学事故紧急疏散范围图

常见有害物质在不同泄漏情况下的疏散距离见表3-10~表3-13。

表3-10 常见刺激性气体不同泄漏紧急疏散距离

刺激性气体	少量泄漏（≤200L），下风向疏散距离			大量泄漏（＞200L），下风向疏散距离		
	紧急隔离距离/m	白天/km	夜间/km	紧急隔离距离/m	白天/km	夜间/km
氨（液氨）	30	0.1	0.1	60	0.6	2.2
氯气	30	0.2	1.2	240	2.4	7.4
二氧化氮	30	0.1	0.4	150	1.6	4.1
一氧化氮	30	0.2	0.8	60	0.6	2.7
光气	90	0.9	4.1	800	6.6	11.0+

续表

刺激性气体	少量泄漏(≤200L)，下风向疏散距离			大量泄漏(>200L)，下风向疏散距离		
	紧急隔离距离/m	白天/km	夜间/km	紧急隔离距离/m	白天/km	夜间/km
二氧化硫	30	0.3	1.2	210	2.0	6.3
三氧化硫	60	0.4	1.0	330	2.5	6.5
硫酸	60	0.4	1.0	330	2.5	6.5
氯化氢,盐酸,无水	30	0.1	0.4	360	3.6	10.4
发烟硝酸	30	0.1	0.2	60	0.6	1.2
氟氢酸,无水	30	0.1	0.5	210	1.9	4.3
溴甲烷	30	0.1	0.2	90	0.7	2.2
丙烯醛	60	0.5	1.7	500	4.8	10.2
氯甲基甲醚	30	0.3	1.0	270	2.5	5.6

表3–11　常见窒息性气体不同泄漏紧急疏散距离

窒息性气体	少量泄漏(≤200L)，下风向疏散距离			大量泄漏(>200L)，下风向疏散距离		
	紧急隔离距离/m	白天/km	夜间/km	紧急隔离距离/m	白天/km	夜间/km
一氧化碳(压缩)	30	0.1	0.1	90	0.7	2.4
氰	30	0.3	1.1	305	3.1	7.7
氰化氢(氢氰酸)	30	0.1	0.4	150	1.3	3.7
硫化氢	30	0.1	0.3	210	2.1	6.2
一氧化氮(压缩)	30	0.3	1.3	155	1.3	3.5

表3–12　常见金属和类金属中毒事故不同泄漏紧急疏散距离

金属或类金属	少量泄漏(≤200L)，下风向疏散距离			大量泄漏(>200L)，下风向疏散距离		
	紧急隔离/m	白天/km	夜间/km	紧急隔离/m	白天/km	夜间/km
羰基镍	90	0.8	3.5	500	4.7	9.8
氢基化锂	30	0.2	0.8	245	2.4	6.4
无水溴化铝	30	0.2	0.3	95	1.0	2.7
无水氯化铝	30	0.2	0.2	60	0.5	1.6
五羟基铁	30	0.3	0.6	125	1.1	2.4

续表

金属或类金属	少量泄漏(≤200L),下风向疏散距离			大量泄漏(>200L),下风向疏散距离		
	紧急隔离/m	白天/km	夜间/km	紧急隔离/m	白天/km	夜间/km
六氟化钨	30	0.3	1.31	155	1.3	3.7
氮化锂	30	0.2	0.2	95	0.8	2.1
磷化铝农药	30	0.2	0.8	215	1.9	5.3
磷化钠(泄漏到水中)	60	0.4	1.7	500	4.7	11.0+
氰化钾(泄漏到水中)	30	0.1	0.5	300	1.0	3.9
氰化钠(泄漏到水中)	60	0.2	0.7	390	1.3	4.9
五氯化磷(泄漏到水中时)	30	0.1	0.5	90	0.8	3.1
三氯化磷(泄漏到地面时)	30	0.2	0.4	150	1.5	3.5
三氯化磷(泄漏到水中时)	30	0.2	0.7	180	1.6	4.8
三氯氧磷(泄漏到地面时)	30	0.2	0.4	120	1.0	2.2
三氯氧磷(泄漏到水中时)	30	0.2	1.0	240	2.3	6.3
磷化氢	60	0.7	3.1	450	4.3	9.6
四氯化硅(泄漏到水中时)	30	0.1	0.6	150	1.5	4.6
四氯化钛(泄漏到地面时)	30	0.1	0.1	60	0.5	0.8
四氯化钛(泄漏到水中时)	30	0.1	0.5	120	1.1	3.7
三氢化砷,胂	60	0.6	3.0	420	4.1	9.5

表3-13 急性有机化合物中毒事故疏散距离

有机化合物	少量泄漏(≤200L),下风向疏散距离			大量泄漏(>200L),下风向疏散距离		
	紧急隔离/m	白天/km	夜间/km	紧急隔离/m	白天/km	夜间/km
异硫氰酸甲酯	30	0.1	0.2	60	0.5	1.0
异氰酸甲酯	60	0.5	1.9	600	5.4	11.0+
异氰酸乙酯	60	0.6	2.1	800	6.2	11.0+
丁烯酮	150	1.3	3.3	1000	11.0+	11.0+
环氧乙烷	30	0.1	0.2	90	0.8	2.4
甲硫醇	30	0.1	0.2	150	1.3	4.5
石油气	30	0.2	0.2	60	0.4	0.5
二氯硅烷	30	0.2	1.0	420	4.0	10.8
甲基二氯硅烷(泄漏到水中)	30	0.2	0.7	180	1.6	4.8
二甲基二氯硅烷(泄漏到水中)	30	0.2	1.1	300	3.0	7.9
乙基三氯硅烷(泄漏到水中)	30	0.2	1.1	300	3.0	7.9
三甲基氯硅烷(泄漏到水中)	30	0.1	0.3	90	0.8	2.7

续表

有机化合物	少量泄漏(≤200L)，下风向疏散距离			大量泄漏(>200L)，下风向疏散距离		
	紧急隔离/m	白天/km	夜间/km	紧急隔离/m	白天/km	夜间/km
烯丙基三氯硅烷，加稳定剂（泄漏到水中）	30	0.2	0.7	180	1.8	5.4
丙基三氯硅烷(泄漏到水中)	30	0.1	0.5	120	1.3	4.1
丁基三氯硅烷(泄漏到水中)	30	0.1	0.2	60	0.6	2.0
甲基肼	30	0.3	0.5	150	1.4	2.9
1,1-二甲肼，偏二甲肼	30	0.1	0.2	60	0.5	1.2
氯化苦，硝基三氯甲烷	60	0.4	0.8	210	1.9	3.6
硫酸二甲酯	30	0.1	0.1	60	0.5	0.8
乙酰氯	30	0.1	0.4	120	1.1	3.5
硫化碳，氧硫化碳	30	0.1	0.6	300	3.0	8.1

以上资料引自中国疾病预防控制中心职业卫生与中毒控制所编制的《危险化学品应急救援指南》，仅供参考，各单位还应根据现场泄漏情况、周围人员分布情况、气象条件等具体情况，确定疏散距离。

3.7 事故现场个体防护

参与急性职业中毒现场应急救援工作的人员，应按《呼吸防护用品的选择、使用与维护》、《个体防护装备选用规范》等的要求，穿着符合要求的个体防护装备。当有害物质环境浓度达到短时间接触容许浓度($PC-STEL$)或最高容许浓度(MAC)以上时，可以使用过滤式呼吸防护器；如有害物质环境浓度达到立即威胁生命和健康的浓度($IDLH$)或环境浓度无法明确，或者同时存在缺氧时(氧浓度<18%)，应当使用供气式呼吸防护器；同时根据毒物种类穿着相应的其他个体防护装备(防护服、防护手套、防护眼镜、防护靴、防护帽等)。

各类个体防护装备的穿戴顺序有所不同，一般原则是先佩戴呼吸器，然后是防护服、眼护具、手套和鞋靴等，摘除顺序则相反。

3.7.1 不同防护等级个体防护装备

在处置突发中毒事件过程中，应急人员的防护分为A、B、C、D四个等级，各防护等级及个体防护装备配备要求见表3-14。

表 3-14 各防护等级个体防护装备配备表

项目		A级	B级	C级	D级
		应急人员防护等级			
适用场合		隔离区 同时存在高水平的呼吸和皮肤化学危害 存在化学危害的密闭或缺氧环境	隔离区 存在高水平的呼吸危害 存在腐蚀性化学危害 存在化学危害的密闭或缺氧环境	防护支援区 存在中、低水平的呼吸危害 非皮肤吸收气态有毒物，毒物种类和浓度已知；不缺氧。	安全支援区 无呼吸及皮肤危害（低于职业卫生容许限值）
个体防护装备	呼吸防护	正压式空气呼吸器（SC-BA）	正压式空气呼吸器（SC-BA）	全面罩过滤式防毒面具（APR）	无；或随弃式颗粒物防护口罩
	皮肤防护	气密式化学防护服 化学防护靴	非气密式化学防护服 化学防护手套 化学防护靴	非气密式化学防护服（C1）或透气式防毒服（C2） 化学防护手套 化学防护靴	一次性防护服或隔离服 乳胶手套
选配器材		安全帽 通信器材 制冷背心 便携式毒物检测仪	安全帽 通信器材 便携式毒物检测仪 制冷背心	安全帽 通讯器材 动力送风式呼吸器（PA-PR） 便携式毒物检测仪	安全帽 半面罩过滤式呼吸器 防护眼罩 化学防护手套
主要限制		有限作业时间（一般约40min），严重的热和体力负荷	有限作业时间（一般约40min），严重的热和体力负荷	有限作业时间（一般约60min），较严重热负荷	无明显限制

注：(1)在确认无皮肤危害时，B、C级防护也可以仅采取呼吸防护配置；(2)若皮肤危害物质易于被活性炭吸附，采用C2级透气式防毒服。(3)皮肤防护标准参见 GB 24539—2009《防护服装 化学防护服通用技术要求》。

3.7.2 常见突发中毒事件卫生应急处置工作个体防护

3.7.2.1 一氧化碳中毒现场

进入一氧化碳浓度较高的环境内（例如煤气泄漏未得到控制的事故现场核心区域，或者现场快速检测一氧化碳浓度高于 $1500 mg/m^3$），必须采用 B 级防护，即自给式空气呼吸器（SCBA），并携带一氧化碳报警器，防护服无特殊要求；进入煤气泄漏事故现场周边区域，未开放通风的生活取暖、汽车尾气等中毒事件现场，可使用 C 级呼吸防护，即全面罩防毒面具配适用的过滤元件，并携带一氧化碳气体报警器；进入已经开放通风的生活取暖、汽车废气等中毒事件现场进行调查和医疗救护时对个体防护装备无特殊要求。现场处置人员在进行井下和坑道救援和调查时，必须系好安全带（绳），并携带通信工具。

一氧化碳中毒现场 PPE 选配汇总参见表 3-15。

表3-15 一氧化碳中毒现场 PPE 选配汇总表

防护类型	PPE 说明	
	B 级	C 级
呼吸防护	SCBA	全面罩防毒面具,过滤元件满足以下要求: 防一氧化碳和颗粒物的综合防护过滤元件或防含一氧化碳的多用气体和颗粒物的多功能综合防护过滤元件。 符合 GB 2890—1995 的 5L 号罐(白色标色); 符合 GB 2890—2009 的防护含 CO 和至少 P2 级别的颗粒物(含白+粉色标色); CE 认证防护含 CO 和 P3 级别的颗粒物; NIOSH 认证防护含 CO 和 P100 级别的颗粒物
皮肤防护	无特殊要求	
报警器	一氧化碳报警器、氧气报警器	
其他	安全帽、安全带(绳)、通信器材	

3.7.2.2 氨中毒现场

进入氨气浓度较高的环境内(如出现昏迷/死亡病例或死亡动物的氨气泄漏核心区域,或现场快速检测氨气浓度高于 $360mg/m^3$),必须采用 A 级防护,即自给式空气呼吸器(SCBA)和 A 级防护服,并携带氨气气体报警器;进入氨气泄漏周边区域,或现场快速检测氨气浓度在 $30\sim360mg/m^3$ 之间,可采用 C 级防护,即全面罩防毒面具配适合的过滤元件,并携带氨气气体报警器,穿戴 C 级防护服、化学防护手套和化学防护靴。进入已经开放通风,且现场快速检测氨气浓度低于 $30mg/m^3$ 的环境,对个体防护装备无特殊要求。

现场洗消人员在给液氨/高浓度氨气灼伤病人洗消时,应采用 C 级防护,即全面罩防毒面具配适合的过滤元件、C 级防护服、化学防护手套和化学防护靴。医疗救护人员在现场医疗区救治中毒病人时,可采用 D 级防护,戴乳胶或化学防护手套和防护眼罩。

氨中毒现场 PPE 选配汇总参见表 3-16。

表3-16 氨中毒现场 PPE 选配汇总表

防护类型	PPE 说明		
	B 级	C 级	D 级
呼吸防护	SCBA	全面罩防毒面具,过滤元件满足以下要求: 防氨气和颗粒物的综合防护过滤元件,或防包括氨气在内的多用气体和颗粒物的多功能综合防护过滤元件。如 —符合 GB 2890—1995 的 4L 号罐(灰+白道标色); —符合 GB 2890—2009 的防含 K 类气体和至少 P2 级别的颗粒物(含绿+粉色标色); —CE 认证防含 K 类气体和 P3 级别的颗粒物; —NIOSH 认证防含碱性气体和 P100 级别的颗粒物	无特殊要求

续表

防护类型	PPE 说明		
	B 级	C 级	D 级
皮肤防护	A 级化学防护服、化学防护手套、化学防护靴	C 级化学防护服，化学防护手套和化学防护靴	工作服，乳胶或化学防护手套
眼睛防护		已包括	防护眼罩
气体报警		氨气报警器	不需要

3.7.2.3 苯及苯系物中毒现场

进入苯及苯系物生产、储存等事故现场时，如现场有中毒死亡病人或空气苯浓度超过 9800mg/m³（甲苯浓度超过 7700mg/m³，二甲苯浓度超过 4400mg/m³），必须采用 A 级防护，即自给式空气呼吸器（SCBA）和 A 级防护服；如空气苯浓度在 10～9800mg/m³（甲苯浓度在 100～7700mg/m³，二甲苯浓度在 100～4400mg/m³），采用 C 级防护，即全面罩防毒面具配适合的过滤元件，并穿戴 C 级以上防护服、化学防护手套和化学防护靴；中毒事件现场已经开放通风，且空气苯浓度在 50mg/m³ 以下，现场处置人员调查和处理事件以及现场救治中毒病人时，一般对个体防护装备无特殊要求。

苯及苯系物中毒现场 PPE 选配汇总参见表 3-17。

表 3-17 苯及苯系物中毒现场 PPE 选配汇总表

防护类型	PPE 说明	
	A 级	C 级
呼吸防护	SCBA	全面罩防毒面具，过滤元件满足以下要求： 防有机蒸气和颗粒物的综合防护过滤元件，或防包括有机蒸气在内的多用气体和颗粒物的多功能综合防护过滤元件。如 —符合 GB 2890—2009 的 3L 号罐（褐+白道标色） —符合 GB 2890—2009 的防含 A 类气体和至少 P2 级别的颗粒物（含绿+粉色标色）； —CE 认证防含 A 类气体和 P3 级别的颗粒物； —NIOSH 认证防含有机蒸气和 P100 级别的颗粒物
皮肤防护	A 级化学防护服、化学防护手套、化学防护靴	C 级化学防护服、化学防护手套、化学防护靴

3.7.2.4 单纯窒息性气体中毒现场

单纯窒息性气体是指由于其存在使空气中氧含量降低，导致机体缺氧窒息的气体。常见的有甲烷、二氧化碳、氮气、惰性气体、水蒸气等。进入严重缺氧环境(如出现昏迷/死亡病例或死亡动物的环境，或者现场快速检测氧气含量低于18%)，必须采用B级防护，即自给式空气呼吸器(SCBA)，并携带氧气报警器，防护服无特殊要求；进入已经开放通风，且现场快速检测氧气含量高于19.5%的环境，现场救援、调查工作和救治中毒病人时，对个体防护服装备无特殊要求。现场处置人员在进行井下、池底、坑道、仓、罐内等救援和调查时，必须系好安全带(绳)，并携带通信工具。

单纯窒息性气体中毒现场PPE选配汇总参见表3－18。

表3－18 单纯窒息性气体中毒现场PPE选配汇总表

防护类型	PPE说明
	B级
呼吸防护	SCBA
皮肤防护	无特殊要求
报警器	氧气报警器
其他	安全带(绳)、通讯工具

3.7.2.5 甲醇中毒现场

进入甲醇生产、储存等事故现场时，如现场有中毒死亡病人或空气甲醇浓度超过33000mg/m³，则必须采用A级防护，即自给式空气呼吸器(SCBA)和A级防护服；如空气甲醇浓度在50~33000mg/m³，采用C级防护，即全面罩防毒面具配适合的过滤元件、C级防护服、乳胶或化学防护手套和化学防护靴；中毒事件现场已经开放通风，且空气甲醇浓度在50mg/m³以下，现场处置人员调查和处理经口中毒事件以及医疗救护人员在现场救治点救治中毒病人时，对个体防护装备无特殊要求。

现场救援人员清洗大面积皮肤污染的甲醇中毒病人时，可采用C级防护，即全面罩防毒面具配适合的过滤元件、C级以上防护服、乳胶或化学防护手套和化学防护靴。

甲醇中毒现场PPE选配汇总参见表3－19。

表3－19 甲醇中毒现场PPE选配汇总表

防护类型	PPE说明	
	A级	C级
呼吸防护	SCBA	全面罩防毒面具，过滤元件满足以下要求：防沸点低于65℃有机蒸气和颗粒物的综合防护过滤元件。如 —CE认证含符合EN 371：1992防AX类气体的和P3级别的颗粒物

续表

防护类型	PPE 说明	
	A 级	C 级
皮肤防护	A 级化学防护服、化学防护手套、化学防护靴	C 级化学防护服、乳胶或化学防护手套、化学防护靴

注：防有机蒸气类过滤元件，符合 GB 2890—1995 的 3 号罐或符合 GB 2890—2009 的 A 类过滤元件，在未提供对甲醇防护指标时不确定适用于甲醇的防护。

3.7.2.6 硫化氢中毒现场

进入硫化氢浓度较高的环境内（例如出现昏迷/死亡病例或死亡动物的环境，或者现场快速检测硫化氢浓度高于 $140mg/m^3$），必须采用 B 级防护，即自给式空气呼吸器（SCBA），并携带硫化氢报警器，皮肤防护无特殊要求；现场中毒病人中无昏迷/死亡病例，或现场快速检测硫化氢浓度在 $10\sim140mg/m^3$ 之间，可采用 C 级防护，即全面罩防毒面具配适合的过滤元件，并携带硫化氢气体报警器；进入已经开放通风，且现场快速检测硫化氢浓度低于 $10mg/m^3$，现场救援、调查工作以及医疗救护人员在现场医疗区救治中毒病人时，对防护服穿戴无特殊要求，现场处置人员在进行井下和坑道救援与调查时，必须系好安全带（绳），并携带通信工具。

硫化氢中毒现场 PPE 选配汇总参见表 3 – 20。

表 3 – 20 硫化氢中毒现场 PPE 选配汇总表

防护类型	PPE 说明	
	B 级	C 级
呼吸防护	SCBA	全面罩防毒面具，过滤元件满足以下要求： 防硫化氢和颗粒物的综合防护过滤元件，或防包括硫化氢在内的多用气体和颗粒物的多功能综合防护过滤元件。如 ——符合 GB 2890—2009 的 4L 号罐（灰 + 白道标色）； ——符合 GB 2890—2009 的防含 H_2S 气体和至少 P2 级别的颗粒物（含蓝 + 粉色标色）； ——CE 认证防含 E 类气体和 P3 级别的颗粒物； ——NIOSH 认证防含酸性气体和 P100 级别的颗粒物
皮肤防护	无特殊要求	
气体报警	硫化氢气体报警器	
其他	安全带（绳）、通讯工具	

3.7.2.7 氯气中毒现场

进入氯气浓度较高的环境内（如出现昏迷/死亡病例或死亡动物的氯气泄漏核心区域，

或现场快速检测氯气浓度高于 88mg/m³），必须采用 A 级防护，使用自给式空气呼吸器(SCBA)和 A 级防护服，并携带氯气气体报警器；进入氯气泄漏周边区域，或现场快速检测氯气浓度在 1～88mg/m³ 之间，可选用 C 级呼吸防护，即全面罩防毒面具配适合的过滤元件，并携带氯气气体报警器，防护服无特殊要求。进入已经开放通风，且现场快速检测氯气浓度低于 1mg/m³ 的环境，进行现场救援、调查工作以及医疗救护人员在现场医疗区救治中毒病人时对个体防护装备无特殊要求。现场处置人员在进行搜救和调查时，应携带通信工具。

现场洗消人员在给液氯/高浓度氯气灼伤病人洗消时，应采用 C 级防护，即全面罩防毒面具配适合的过滤元件、C 级防护服、化学防护手套和化学防护靴。

氯气中毒现场 PPE 选配汇总参见表 3-21。

表 3-21 氯气中毒现场 PPE 选配汇总表

防护类型	PPE 说明	
	A 级	C 级
呼吸防护	SCBA	全面罩防毒面具，过滤元件满足以下要求： 防氯气和颗粒物的综合防护过滤元件，或防包括氯气在内的多用气体和颗粒物的多功能综合防护过滤元件。如 —符合 GB 2890—2009 的 1L 号罐（绿+白道标色）； —符合 GB 2890—2009 的防含 B 类气体和至少 P2 级别的颗粒物（含灰+粉色标色）； —CE 认证防含 B 类气体和 P3 级别的颗粒物； —NIOSH 认证防含氯气和 P100 级别的颗粒物
皮肤防护	A 级化学防护服、化学防护手套、化学防护靴	C 级化学防护服、化学防护手套、化学防护靴
气体报警	氯气报警器	
其他	通信器材	

3.7.2.8 氰化物中毒现场

调查和处理经呼吸道和皮肤途径中毒的事件现场时，如现场出现昏迷/死亡病例或死亡动物，或者现场快速检测空气中氰化氢浓度高于 50mg/m³，必须采用 A 级防护，即自给式空气呼吸器(SCBA)和 A 级防护服，并携带氰化氢气体报警器；进入已经开放通风，现场快速检测空气中氰化氢浓度低于 50mg/m³ 以及现场救援人员给皮肤污染氰化物中毒病人洗消时，采用 C 级防护，即全面罩防毒面具配适合的过滤元件，C 级防护服、化学防护手套和化学防护靴。现场调查和处理经口途径中毒事件时，对个体防护无特殊要求；现场采集可疑中毒食品试样可采用 D 级防护，佩戴防颗粒物口罩、乳胶化学防护手套。医疗救护人员在现场医疗区救治中毒病人时，对个体防护装备无特殊要求。

氰化物中毒现场 PPE 选配汇总参见表 3-22。

表 3-22 氰化物中毒现场 PPE 选配汇总表

防护类型	PPE 说明		
	A 级	C 级	D 级
呼吸防护	SCBA	全面罩防毒面具，过滤元件满足以下要求： 防氰化氢和颗粒物的综合防护过滤元件，或防包括氰化氢在内的多用气体和颗粒物的多功能综合防护过滤元件。如 —符合 GB 2890—2009 的 1L 号罐（绿+白道标色）； —符合 GB 2890—2009 的防含 B 类气体和至少 P2 级别的颗粒物（含灰+粉色标色）； —CE 认证含 B 类气体和 P3 级别的颗粒物； —符合美国特定标准的防含氰化氢和 P100 级别的颗粒物	不需要或随弃式防颗粒物口罩，过滤效率满足以下要求： —满足 GB 2626—2006 的至少 KN95 级别； —CE 认证至少 FFP2 级别，NIOSH 认证至少 N95 级别
皮肤防护	A 级化学防护服、化学防护手套、化学防护靴	C 级防护服、化学防护手套、化学防护靴	工作服、乳胶或化学防护手套
眼睛防护	已包括		防护眼罩
气体报警	氰化氢报警器		不需要

4 事故调查及综合评估

4.1 事故调查

用人单位发生事故后,应按规定成立事故调查组,明确其职责与权限,进行事故调查或配合上级部门的事故调查。事故调查应查明事故发生的时间、经过、原因、人员伤亡情况及直接经济损失等。事故调查组应根据有关证据、资料,分析事故的直接、间接原因和事故责任,提出整改措施和处理建议,编制事故调查报告。

4.1.1 现场调查内容

(1) 收集用人单位的基本情况,包括职工总人数、从事有毒有害作业人数、生产工艺、原辅材料、产品、操作规程、职业危害因素种类、各种有毒有害因素的监测数据、防护设施,以及既往职业中毒事故的发生情况等。

(2) 调查用人单位职业卫生管理情况,了解设置职业卫生管理机构和人员现状,重大职业中毒事故防治措施制定,建立职业卫生管理制度、劳动者健康监护档案、作业场所危害因素监测及评价制度、应急救援预案、对劳动者的职业卫生教育培训情况等情况。

(3) 了解事故发生的全过程情况,包括事故发生时间、地点、发生原因、物料泄漏情况、波及范围、现场处置情况、人员中毒情况、气防救援情况、医疗救护情况、采取的控制重大职业中毒事故措施等。

(4) 深入现场进行实际勘验和调查取证,制作现场笔录、当事人询问笔录,对事故现场进行照相、录像,索取物证等。

(5) 收集事故现场危害因素监测资料。

4.1.2 对中毒者个案的调查

(1) 中毒者的基本信息,如:姓名、性别、年龄、专业工龄等;
(2) 中毒者对当时情况的描述,如:事故发生时操作情况、劳动条件、事故的简要过程等;
(3) 中毒者从入院到治疗全过程,以及出院时的全部临床资料。

4.1.3 调查报告基本内容

调查报告应包括以下基本内容:
(1) 标题、调查单位,调查组人员;
(2) 事故概况(时间、地点、严重程度、中毒人数等);
(3) 事故经过;
(4) 事故中毒人员情况;
(5) 事故原因分析;
(6) 对事故的处理建议;
(7) 事故防范措施建议;
(8) 附件(事故相关资料)。

4.2 综合评估

职业中毒事故发生后,用人单位应组织有关人员对事故及处理工作进行总结评估。评估内容应该对事故发生的原因进行客观全面的分析,对现场处置、应急救援、病人救治、处置措施效果等是否得当进行综合评估,总结事故应急处置过程中存在的问题和取得的经验,并提出改进建议,以指导今后的事故预防及事故应急处置工作。

4.2.1 评估资料来源

评估资料来源于现场调查结果,检测资料、医学临床资料、事故报告,以及事故单位提供的生产、管理资料等。

4.2.2 事故可能原因的分类

调查重大职业中毒事故发生的经过、原因、发病人数、死亡人数和危害程度。对事故可能原因进行分类:

（1）没有密闭通风排毒设备；
（2）密闭通风排毒设备效果不好；
（3）设备跑、冒、滴、漏或故障；
（4）设备检修或抢修不及时；
（5）没有个人防护用品；
（6）不使用个人防护用品或使用不当；
（7）没有职业安全操作规程；
（8）违反职业安全操作制度；
（9）缺乏职业安全教育；
（10）其他原因。

4.2.3 事故处置措施分析与评价

（1）事故单位应该对事故现场处置措施是否得当进行分析与评价；
（2）事故单位应该对应急救援组织是否及时有效进行分析与评价；
（3）事故单位应该对应急救援个体防护措施是否得当进行分析与评价；
（4）事故单位应该对中毒病人现场急救是否及时有效等进行分析与评价。

4.3 认真总结教训，制定改进措施

事故单位应该对发生的重大职业中毒事故进行总结，吸取经验教训，制定改进措施，避免同样的事故再次发生。

5 职业中毒人员后续管理

5.1 用人单位职业中毒人员健康监护档案

劳动者职业中毒档案和既往职业健康监护档案由用人单位专人严格管理，并按规定永久保存。急性职业中毒劳动者职业健康监护档案包括日常健康监护资料、事故时现场毒物检测资料，以及中毒者临床诊断治疗资料。

（1）职业中毒人员职业史、既往病史和职业病危害接触史；

（2）相应工作场所日常职业病危害因素监测结果；

（3）中毒事故现场应急检测结果；

（4）日常职业健康检查结果；

（5）职业中毒事故调查、诊断证书、职业病报告卡及处理情况等资料；

（6）在重大职业中毒事故发生期间提供的其他有关资料和职业中毒诊断机构记录整理的相关资料。

5.2 职业中毒人员定期医学随访

用人单位应按医生的建议组织发生急性职业中毒的人员进行医学随访检查、康复治疗，检查资料存入个人职业健康监护档案。

职业中毒人员的诊疗、康复费用，伤残以及丧失劳动能力的职业病病人的社会保障，按照国家有关工伤保险的规定执行，如用人单位没有依法参加工伤社会保险的，其医疗和社会保障由用人单位承担。

如医生建议中毒人员出院后不宜于从事原岗位工作的，单位应予以调离，并妥善安置。

6 事故案例

6.1 天然气井井喷失控事故

2003年12月23日某钻井队在执行一口天然气气井的钻井中,发生井喷失控事故,因该井喷出的天然气中含有高浓度的硫化氢气体,在井场周围空气中迅速扩散,致使243人中毒死亡,造成重大财产损失、环境破坏和社会影响。

6.1.1 事故概况及经过

2003年12月23日20时接班后继续起钻,起了20多柱,没有发现异常,当21时51分起钻至195.31m,发现溢流1.1m³,钻杆母接头处溢流,21时57分发生了井喷,想把钻杆放下也没下到钻盘面,大方瓦被冲飞了,企图接回压阀和接顶驱也没成功,关防喷器又未能控制住,造成井喷失控。

井喷失控后,队长于22时15分向上级调度作了汇报,另外组织技术员、副队长和泥浆组长通过压井管线向井内打泥浆,23时20分停泵。在此后的时间内除疏散现场人员和村民外,一直在等通知。可甲方现场钻井监督和乙方生产指挥部门的决策者未能尽快做出果断点火的指令,从而使井内喷出含高浓度硫化氢的天然气,在井场周围空气中迅速扩散,致使243人中毒死亡,造成重大财产损失、严重环境破坏和恶劣社会影响。

6.1.2 事故原因分析

事故调查组的技术专家组进行了认真取证和理论分析,认为发生事故的原因是:

(1) 有关人员对所钻的这一口天然气井的特高出气量预测不足,在目前这类钻井工艺不成熟的情况下,起钻前钻井液循环时间严重不够,起钻过程中不按规定灌注钻井液,又未能及时发现溢流征兆，这是产生溢流到井喷的直接原因。

（2）12月21日下钻的钻具组合中，没有安装回压阀，是导致井喷失控的直接原因。

（3）有关决策人员接到现场人员井喷失控的报告后，没能及时采取防喷管线点火措施，以致大量含高浓度硫化氢的天然气喷出扩散，造成事故扩大，导致重大损失，这是事故扩大的直接原因。

6.1.3 事故教训

此次事故特别重大，教训也极为沉痛。通过深入的调查和分析，除了上述引发事故的直接原因外，有关单位在管理方面存在严重违规与欠缺，也为此次事故的发生埋下了必然的隐患。专家组从管理、技术和科学三个层面，提出改进建议，以防止和杜绝此类事故再次发生。

（1）切实加强技术管理，进一步贯彻落实国家有关安全生产的法律、法规和标准，把含硫油气田钻井、井下作业、采气、输气等全过程的安全生产放到首位。

（2）建议甲方向乙方单位派出HSE监督，钻井队也应恢复原先配有专职安全员的制度，并建立相应安全规则制度，加大安全监督力度。

（3）建议石油工业标准化委员会应针对高含硫高产气田的实际，尽快组织有关技术标准的修订工作。

（4）建议开展高含硫量天然气水平钻井工艺中有关科研课题的攻关，如天然气藏中裂缝、溶洞的识别与预测方法；天然气藏产能和产量的计算方法；天然气水平井中气侵模型、气侵量和滑移速度计算方法；天然气井孔隙压力计算与环空压力测量方法；气井溢流、井喷的预警技术；高含硫气井钻井液密度附加值的合理确定方案。

6.2 氯气泄漏爆炸事故

2004年4月15日17时40分，某化工厂发生氯气泄漏爆炸事故，造成9名现场处置人员死亡，3人受伤，半径5km和1km范围内，疏散人员分别是500万人和15万人左右。

6.2.1 事故概况及经过

2004年4月15日17时40分，氯氢分厂冷冻工段液化岗位借总厂调度令开启1号氯冷凝器。18时20分氯气干燥岗位发现氯气泵压力偏高，4号液氯储罐液面管在化霜。当班操作工两度对液化岗位进行巡查，判断4号储罐液氯进口管可能有堵塞，于是转5号液氯储罐（停4号储罐）进行液化，其液面管不结霜。21时当班人员巡查1号液氯冷凝器和盐水箱时，发现盐水箱内氯化钙盐水大量减少，有氯气从氨蒸发器盐水箱泄出，从而判断氯冷凝器已穿孔，约有 $4m^3$ 的氯化钙盐水进入了液氯系统。

发现氯冷凝器穿孔后，厂总调度室迅速采取1号氯冷凝器从系统中断开，冷冻紧急停车等措施。并将1号氯冷凝器壳程内氯化钙盐水通过盐水泵进口倒流排入盐水箱。将1号氯冷凝器余氯和1号氯液气分离器内液氯排入排污罐。

15日23时30分该厂采取措施，开启液氯包装尾气泵抽取排污罐内的氯气到次氯酸钠和漂白液装置。16日0时48分正在抽气过程中，排污罐发生爆炸。凌晨1时33分全厂停车。2时15分左右，排完盐水后4h的1号盐水泵在静止状态下发生爆炸，泵体粉碎性炸坏。

险情发生后，该厂及时向政府作了报告，政府于15日上午启动实施了包括排危抢险、疏散群众在内的应急处置预案，16日9时成立了现场抢险指挥部和专家组。

排除险情的关键是尽量消耗氯气，消除可能造成大量氯气泄漏的危险。现场指挥部决定，采取自然减压排氯方式，通过开启三氯化铁、漂白液、次氯酸钠3个耗氯生产装置，在较短时间内减少危险源中的氯气总量；然后用四氯化碳溶解罐内残存的三氯化氮；最后用氮气将溶解三氯化氮的四氯化碳废液压出，以消除爆炸危险。10时左右，该厂根据现场指挥部的决定开启耗氯生产装置。

16日17时30分现场指挥部召开全体成员会议，研究下一步处置方案和当晚公众的疏散问题。17时57分专家组正在订报具体处置方案是，突然听到连续两声爆响，液氯储罐发生猛烈爆炸，会议被迫中断。

据勘察，爆炸是5号、6号液氯储罐罐体破裂解体并形成一个长9m、宽4m、深2m的炸坑。以炸坑为中心，半径约200m的地面和构、建筑物上有散落的大量爆炸碎片，爆炸事故致9名现场处置人员死亡，3人受伤。

整个事故一直持续到4月19日，在将所有液氯储罐与汽化器中的余氯和三氯化氮采用引爆、碱液浸泡处理后，才彻底消除了危险源。

6.2.2 事故原因分析

经事故调查组调查认为，该事故是因氯冷凝器腐蚀穿孔，导致大量含有氨的氯化钙盐水直接进入液氯系统，生成了极具危险性的三氯化氮爆炸物，三氯化氮富集达到爆炸浓度，启动事故氯处理装置振动引爆了三氯化氮，这是一起责任事故。

(1) 设备腐蚀穿孔导致盐水泄漏，造成三氯化氮形成和聚集，当三氯化氮富集达到爆炸浓度时，由于启动事故氯处理装置产生的振动，而引起三氯化氮爆炸，这是事故发生的直接原因。

(2) 压力容器日常管理差，检测检验不规范，设备更新投入不足；安全生产管理人员不熟悉化工行业的安全管理工作，安全生产责任制落实不到位，安全管理责任不到位；事故隐患监督督促检查不力，在责任追究上采取以经济处罚代替行政处分；对三氯化氮爆炸机理和条件研究不成熟，相关安全技术规范不完善。这些是事故发生的间接原因。

6.2.3 事故教训

该起事故给人们留下了深刻的、沉痛的教训，为避免类似事故的发生，应从以下几方面做好工作：

（1）必须建立一个由政府和企业统一的、科学的、协调的、高效的指挥体系，并建立技术专家支持体系。

（2）妥善和科学地做好应急人员疏散工作，是整个救援工作的重中之重。该起事故中，在确保安全的前提下划定警戒区范围，共动用公交公司、部队和社会的运输车辆6000余辆和6200名警力参加人员疏散运输工作。

（3）救援过程中应了解事故原因和生产装置工艺流程、容易引起爆炸的物质、爆炸可能危及的区域和有毒有害气体扩散的范围等。

（4）救援过程中应合理划定警戒范围、疏散区域和布置消防力量，尤其在确保消防队员生命安全的前提下，才能进入现场抢救。

（5）集结点应选择在上风向相对安全的地点，并设置风向标，明确专人观察风向变化情况。

6.3 尿素生产装置阀门破裂导致急性氨中毒、灼伤事故

6.3.1 事故概况及经过

1999年7月26日8时，某化工公司当班工人正在交接班，尿素生产装置一液氨管道阀门突然破裂，导致2名男性操作工和3名女性分析工急性氨中毒伴灼伤。

6.3.2 事故原因分析

调查发现，管道阀门没有及时检修，意外破裂，导致液氨泄漏。调查发现作业现场无防毒设施，工人也没有及时逃离事故现场。

6.3.3 事故教训

液氨管道阀门应定期维修。可能发生液氨泄漏处应配置应急救援设施。教育工人具备逃生知识。

6.4 液氨储罐阀门意外破裂导致液氨泄漏发生中毒事故

6.4.1 事故概况及经过

2000年12月17日0时50分许,某化工公司合成车间操作工突然听到后面液氨储蓄区发生一声闷响,透过玻璃看到一片白雾,他打开后门观察,强烈的氨气迎面而来,他马上意识到是液氨泄漏,立即按下循环压缩机停车按钮,打开合成系统放空,立即离开现场,通知其他岗位紧急停车和人员撤离,当时上班73人,除1人(男,38岁)在巡回检查,另1人(男,53岁)在包装车间均未能及时撤离而死亡外,其余全部及时撤离至厂区东部安全地带,调度室员工撤离时向119和120报警,并报告公司领导,电话求助厂区专用电线所在变电站拉闸断电,一些人翻越厂区围墙,通知事故现场东、北、西500m左右区域的附近居民撤离,此时离发现泄漏事件10min左右,接通知后,除液氨储槽墙外15m的两家老年人(甲,男,73岁;乙,女,65岁)未能及时撤离而死亡外,其余均撤离驻地。除上述4人(2名职工和2名附近居民)重度中毒死亡外,救治的17名患者中(包括3名职工),有13人住院治疗,4人门诊治疗。

6.4.2 事故原因分析

调查发现,阀门意外破裂导致液氨泄漏而扩散污染厂区和附近居民区,由于工人未配置全身防火防毒服和自给式正压式空气呼吸器,无法立即关闭储罐的进口阀和切断泄漏点相连的管线,5时左右,消防队赶到,由合成岗位长及一名消防战士穿防氨服及佩戴呼吸器进入现场,关闭了阀门,才控制了液氨的泄漏;合成氨车间(有5个液氨储槽,容积共约400m^3)储槽紧挨居民平房,事故现场北面围墙外15m有5户居民;液氨槽周围环境复杂,不便于抢救和撤离。

6.4.3 事故教训

发生大量氨气泄漏时应及时报警,并尽快撤离现场到安全地带。化工厂人员应熟悉周围环境,有义务做好群众安全教育工作。

6.5 急性苯中毒事故

6.5.1 事故概况及经过

1999年6月6日13时50分,某化工厂合成六六六的农药工段当班班长甲(男,36岁)

巡视时，发现1号蒸馏釜上部的密封圈被冲开，大量苯蒸气外泄。甲戴上一般过滤式防毒面具紧急处理，随后跑出楼外10m处倒下，被人发现后送医院抢救，15时到达医院，15时35分经抢救无效死亡。

6.5.2 事故原因分析

调查发现，事故现场无通风排毒装置，不能及时排除泄漏的有毒苯蒸气；混合液装入蒸馏釜升温升压后，回苯阀门没有打开或者失灵，导致釜内压力增高，上部密封圈被冲开，苯蒸气大量外泄。操作人员没有意识到高浓度苯蒸气的危险性，未戴隔离式防毒面具，而一般过滤式防毒面具过滤罐内的滤料很易饱和而失去保护作用。

6.5.3 事故教训

应强化防护意识，加强防护知识，处理化学品事故时佩戴适宜的呼吸防护用品，毒物泄漏应尽快撤离。

6.6 进釜作业导致急性苯中毒死亡事故

6.6.1 事故概况及经过

1999年8月1日11时40分，操作工甲（男，23岁，工龄两年半）接受将不合格树脂返锅倒料任务，打开分水釜的人孔（300mm×400mm），在倒第一桶树脂时，不小心将桶滑落到釜内，于是向副工段长乙汇报。乙指示可以找钩子将桶钩上来，但人不能下去，但11时50分，乙发现甲已私自进到釜内，趴在釜内搅拌器叶片上，到12时8分被救出，送医院抢救无效死亡。

6.6.2 事故原因分析

调查发现，反应釜内刚处理完一批物料，温度高达60~70℃，苯蒸气浓度高，甲违规进入釜内，吸入高浓度苯蒸气，导致中毒事故发生。反应釜未冷却，却打开人孔加料，事故现场负责人指示可以用钩将桶从人孔钩出，都违反安全操作规则。

6.6.3 事故教训

安全操作规则必须遵守。进入反应釜应严格按密闭空间作业管理。

6.7 急性丙烯腈中毒事故

6.7.1 事故概况及经过

某化纤有限公司聚合车间27名女工在2001年5月6日至31日期间,陆续出现头晕等症状,先后到厂医院住院治疗,其中15名被公司职工医院诊断为"急性轻度丙烯腈中毒"。

6.7.2 事故原因分析

调查发现,聚合车间由于丙烯腈冷却出现故障,丙烯腈渗入冷却水中,随冷却水加到毛条车间2号空调机,空调冷空气将冷却水中的丙烯腈散发到车间东侧,导致女工吸入中毒。

6.7.3 事故教训

空调进风口保持空气新鲜。

6.8 急性氮气窒息事故

6.8.1 事故概况及经过

合成橡胶厂于6月7日开始进行一年一度全厂各个塔的常规大检修,6月13日绝大部分塔已检修完毕,只有抽提车间的DA-108塔还需要回装塔板。8时30分,数名工人入该塔工作,因其他各塔要通氮气检查有无泄漏,将各塔盲板拆除。9时30分送入氮气时,DA-108塔内有人,应加盲板而未加,因此在送入氮气时,氮气通过再沸器进入DA-108塔,化工二班检查氮气压力表不上升,班长确认某处有泄漏,但未立即停放氮气进行检查。10时30分,在DA-108塔上部人孔内的工人自感发闷而从人孔爬出,在塔下部工作的人员则昏倒,塔外监护人员发现后,在无任何防护用品的情况下进塔救人,未到塔底而昏倒。这时塔外人员佩戴个人呼吸防护用品,又入塔救人。半小时后将2名昏倒者救出,送医院抢救,其中1人抢救无效死亡,另1人次日苏醒,8名抢救人员均有不同程度症状,住院治疗。

6.8.2 事故原因分析

调查发现,事后现场模拟实验,塔内空气中氮气含量高达87%。检修作业缺乏科学管理,麻痹大意,在通氮气检查泄露时未通知各塔,未检查塔内有无工人,无人把关;化工班工人检查发现氮气压力表不上升,表明有泄漏,但未停止通氮气检查;塔内没有任何机械通风设施,作业工人除穿工作服外,未发给任何个人防护用品;第1名参与救援的工人没有佩戴任何个人呼吸防护用品,造成救人未成而自己也发生事故,而后续8名救援人员应佩戴空气呼吸器,却佩戴对氮气无效的防毒面具。

6.8.3 事故教训

入塔作业应按密闭空间作业进行防护,没有防护不应盲目救援。氮气检查后应用空气将氮气置换,以免缺氧窒息。

6.9 更换氯气罐阀发生氯气泄漏中毒

6.9.1 事故概况及经过

1997年10月7日20时40分,某化工有限责任公司技术员违章更换氯气罐(容量10t)阀门时,氯气喷泄,一直到次日凌晨才停止,附近$1.5km^2$范围内严重污染,同时造成16人急性氯气中毒。

6.9.2 事故教训

严禁违章操作。

6.10 维修加油站油罐发生急性汽油中毒事故

6.10.1 事故概况及经过

1989年8月28日8时许,维修工甲开始准备维修因渗漏而停用近8个月的油罐,将油罐人孔打开后,用桶将罐内水排出,并用鼓风机往油罐内送风,9时左右下罐维修,约10min发生昏厥。同时,在人孔处的维修工乙也发生精神错乱,另外2名工人下去救人也发生中毒。经过抢救全部脱险。

6.10.2 事故原因分析

调查发现,用桶排出汽油和水,不能排尽,用鼓风机送风,也不能排出积水中的汽油,油罐内蓄积了高浓度的汽油,导致进入者发生中毒和缺氧。

6.10.3 事故教训

入罐作业应按密闭空间作业管理。

6.11 残留氢氟酸灼伤电焊工事故

6.11.1 事故概况及经过

1999年9月1日10时40分,某化工有限公司电焊工(女)在切割回流管下端阀栏罗栅时,被管内残存的氟化氢灼伤面、颈、胸和背等部位,灼伤面积达8%,约5~10min后,被送入车间附近的清水池清洗,随后送诊所抢救,以碳酸氢钠和葡萄糖酸钙中和外用,10%葡萄糖酸钙静脉滴注,病人出现抽搐,13时左右送医院途中死亡。

6.11.2 事故教训

应确保管内残存的氢氟酸排空后再进行切割。

6.12 清洗配酸槽发生急性氰化物中毒死亡事故

6.12.1 事故概况及经过

1991年1月24日15时30分,工段长令4名工人注水清洗配酸槽,平时清洗操作为上口注水,底部放水,因为槽坏,底部水放不尽。操作人员入槽,用塑料桶提水清洗。辅助工甲(男,44岁,外厂输出工,进厂2个月)戴送风头盔入槽,因蛇皮管未接压缩空气,操作一段时间后感到气闷出槽休息,但因塑料桶和抹布遗留在槽内,故甲未戴头盔再次入槽。入槽即电击样昏倒。在场人立即戴头盔入槽救人,上拉下拖仍拖不出来,后敲破配酸槽将人拖出。急送医院抢救无效死亡。现场抢救时,另一职工也发生中毒(经救治脱离危险),倒下时砸在当班班长身上,造成班长肋骨骨折。事故当日21时30分,该市某区卫生防疫站现场采样检测,配酸槽内空气中氰化物浓度严重超标。工人在清洗配酸槽时,未经安全员或工段长向厂部审批发证,未做好防护准备。

6.12.2 事故教训

清洗配酸槽时应按密闭空间作业进行防护。

6.13 氰化氢泄漏导致急性氰化氢中毒事故

6.13.1 事故概况及经过

2001年2月24日20时30分,某化工厂厂长甲(男,53岁)和2名操作工在甲酯车间发生釜添料时,进料软管与反应釜相连处脱落,反应釜内原料喷出,在场3人昏倒,车间外4人冲进车间将3人救出后,全部昏倒在车间外。21时,民警和消防队员将患者送往医院,其中2名操作工抢救无效死亡。

6.13.2 事故原因分析

调查发现,该企业为私营企业,工程未经过卫生部门审核验收,工作人员上岗前未经过职业卫生知识和应急救援知识技术培训,在1998年1月24日甲酯车间曾经发生过2名工人氰化氢中毒事故;操作人员加料操作不当,导致反应釜内温度和压力过高,软管脱离,氰化氢泄漏。事发3h后,现场空气中氰化氢浓度严重超标。

6.13.3 事故教训

化工厂应建立健全安全操作规程,做好职工安全教育。

6.14 化肥厂检修锅炉发生急性一氧化碳中毒

6.14.1 事故概况及经过

2001年12月12日某化肥厂熄火停炉,并将惰性气体置换好,吸气塔安全水封封好,等待检修。作业人员13日按规定办理了动火证;13日16时,为确保生产,开了第三号煤气发生炉制气;13日上午、14日上午分别办理了第一号废热锅炉的动火证及高处作业许可证。

检修前作业人员把第一号煤气发生炉烟囱割除,废热锅炉与蒸汽过热口间的U形管割除,把蒸汽过热器顶部割开,将新做的芯子放进去,废热锅炉与蒸汽过热器焊接好,废热锅炉上下开通,空气对流,13日、14日检修中没有异常情况。事故当日8时50分,职工甲、乙到检修现场,甲爬上废热锅炉顶部(废热锅炉顶部已打开,站台距顶部1.2m),当乙随后约2min上去后,发现甲斜倒在炉顶部,立即叫另一职工丙上去救人,2人因救人心切,都未戴防毒面具，乙在下，丙在上，一起将甲拉到废热锅炉筒体外面呼吸新鲜空气，此时乙感觉头晕倒下，丙一人拉乙安全带，但拉不动，立即下来找人抢救。后经来人救出，但甲、乙二人已死亡。经检测，空气中一氧化碳浓度严重超标。

6.14.2 事故教训

没有防护时，不要盲目救援。

6.15 仪表工维修作业时发生硫化氢中毒事故

6.15.1 事故经过

2004年11月29日0时10分左右，某石化厂设备安装维修公司仪表工在直柴油加氢装置进行仪表维修时，发生硫化氢中毒严重昏迷，最终抢救无效死亡。

11月28日23时50分，仪表维护班两工人接到直柴加氢装置脱硫汽提塔回流罐V3205液位指示失灵的通知后，在车间当班班长的陪同下一起到现场进行处理。29日0时10分左右，一仪表工在处理回流罐V3205液位浮筒底部排凝阀时，含有硫化氢的烟雾突然从排凝阀排出，没有任何防范的仪表工当即中毒昏倒。闻讯赶来的人员将该仪表工转移到通风处，进行人工呼吸抢救。0时15分，医护人员赶到并送医院抢救，最终抢救无效于11月30日17时35分死亡。

6.15.2 事故原因分析

死亡直接原因是硫化氢中毒。事故发生的主要原因是作业者违章作业，未按规定佩戴隔离式呼吸防护用具，未佩带便携式硫化氢检测报警仪；作业单位未按照集团公司《硫化氢防护安全管理规定》的有关条款要求，落实安全措施。按规定含硫化氢介质的采样和切水作业应为密闭方式，不允许直接排入大气。对危险作业未按照规定办理作业票，没有明确监护人，随同作业人员也没有认真履行监护责任。

6.15.3 事故教训

（1）认真落实各级安全生产责任制。各级领导干部要从思想上、行动上高度重视安全生产工作，抓紧抓好抓实安全工作，坚决反对官僚主义、形式主义和好人主义，严格执行安全生产监督管理制度。要特别注意有毒有害气体、液体的排放，杜绝开放式的随意排放，必须实行密闭排放，防止类似事故的发生。

（2）加强直接作业环节的管理，坚决遵守规章制度，认真做好风险识别和危害分析，避免冒险野蛮作业，坚决做到没有进行危险分析的作业不干，杜绝任何侥幸心理，杜绝"低、老、坏"现象，确保各种作业安全进行。

（3）对所有涉及硫化氢等剧毒危险化学品的场所进行一次全面的检查。主要检查是否按照相关制度要求建立健全各种安全防护措施，有无突发事故的紧急营救措施，现场设备是否完好，有无跑、冒、滴、漏现象等。

（4）进一步加强仪表、电气和检维修作业的管理，完善机、电、仪与工艺的确认单制度。要加强维修、维护时和工艺、操作人员的联系，从而保证装置的安全运行。

6.16 加氢精制联合装置检修时作业人员发生硫化氢中毒事故

6.16.1 事故经过

2007年5月11日，某石化公司炼油厂柴油加氢精制装置在停工过程中，发生一起硫化氢中毒事故，造成5人中毒，其中2人在中毒后从高处坠落。

5月11日，某石化公司炼油厂对柴油加氢装置进行停工检修。14时50分，停反应系统新氢压缩机，切断新氢进装置新氢罐边界阀，准备在阀后加装盲板（该阀位于管廊上，距地面4.3m）。15时30分，对新氢罐进行泄压。18时30分，新氢罐压力上升，再次对新氢罐进行泄压。18时50分，检修施工作业班长带领4名施工人员来到现场，检修施工作业班长和车间一名岗位人员在地面监护。19时15分，作业人员在松开全部八颗螺栓后拆下上部两颗螺栓，突然有气流喷出，在下风侧的一名作业人员随即昏倒在管廊上，其他作业人员立即进行施救。一名作业人员在摘除安全带施救过程中，昏倒后从管廊缝隙中坠落。两名监护人员立刻前往车间呼救，车间一名工艺技术员和两名操作工立刻赶到现场施救，工艺技术员在施救过程中中毒从脚手架坠地，两名操作工也先后中毒。其他赶来的施救人员佩戴空气呼吸器爬上管廊将中毒人员抢救到地面，送往某石化职工医院抢救。

6.16.2 事故原因分析

当拆开新氢罐边界阀法兰和大气相通后，与低压瓦斯放空分液罐相连的新氢罐底部排液阀门没有关严或阀门内漏，造成高含硫化氢的低压瓦斯进入新氢罐，从断开的法兰处排出，造成作业人员和施救人员中毒。

安全意识不强，在出现新氢罐压力升高的异常情况后，没有按生产受控程序进行检查确认，就盲目安排作业；施工人员在施工作业危害辨识不够的情况下，盲目作业；施救人员在没有采取任何防范措施的情况下，盲目应急救援，造成人员次生伤害和事故后果扩大。

6.17 催化装置排液不当造成作业人员硫化氢恶性中毒事故

6.17.1 事故经过

1993年2月21日，某厂催化裂化装置发生了一起13人硫化氢中毒事故，其中死亡4人。2月21日，某厂催化裂化装置精制工段酸性水系统停车，对各有关管线进行防冻排液处理防冻。按规定应将酸性水泵向汽提塔进料管线上的阀门关上，将酸性水泵的出口阀和出口排液阀打开排液。操作人员未关管线上的阀门，就打开泵出口阀和排凝阀排液，排放过程中又无人进行监护。在进料管线内酸性水排放完后，汽提塔内压力为0.24MPa，浓度为67%的硫化氢气体经过进料管线从酸性水泵的排凝阀处排出，迅速蔓延整个泵房。此时，在该厂泵房更衣室的4名劳务女工，准备打扫泵房卫生，一出来，立即被硫化氢气体熏倒，中毒窒息倒地，最远的离更衣室3m，最近的离门仅1.5m。9时25分，被人发现，立即抢救。抢救中又有9人不同程度的硫化氢中毒。4名劳务女工抢救无效死亡。

6.17.2 事故原因

（1）当班操作人员在脱水排液时，未将酸性水泵向汽提塔进料管线上的阀门关闭，致使汽提塔内残留的硫化氢通过进料管由酸性水泵出口排凝阀排入泵房，这是事故的直接原因。

（2）执行操作纪律不严格。在酸性水向汽提塔进料管线的排液过程中，对有关阀门的开关没有进行认真检查和确认，排液时又不设人监护，致使硫化氢气体串入泵房。

（3）工艺管理松懈，流程不合理。酸性水系统硫化氢气体排放火炬管线长期未能恢复使用，致使系统有问题时，硫化氢气体只能从酸性水中排出，且酸性水就地排入地沟，没有封闭。

6.17.3 事故教训

该车间违背厂规，自行决定在正常生产过程中，让既未受过专业培训，又无炼油安全生产知识的家属工进入泵房打扫卫生，将泵房内的操作间改为劳务人员休息室，室内门窗密闭，家属工在事故发生时，毫无自救能力，从而酿成重大恶性事故。

附录1　石油化工企业常见毒物泄漏应急处理

一、硫化氢

1. 泄漏应急处理

迅速撤离泄漏污染区人员至上风处，并立即进行隔离，少量泄漏时隔离150m，大量泄漏时隔离300m，严格限制出入。切断火源。建议应急处理人员佩戴自给正压式空气呼吸器，穿防毒服。从上风处进入现场。尽可能切断泄漏源。合理通风，加速扩散。喷雾状水稀释、溶解。构筑围堤或挖坑收容产生的大量废水。如有可能，将残余气或漏出气用排风机送至水洗塔或与塔相连的通风橱内。或使其通过三氯化铁水溶液，管路装止回装置以防溶液吸回。漏气容器要妥善处理，修复、检验后再用。

2. 防护措施

呼吸系统防护：空气中浓度超标时，佩戴过滤式防毒面具（半面罩）。紧急事态抢救或撤离时，建议佩戴空气呼吸器。

眼睛防护：戴化学安全防护眼镜。

身体防护：穿防静电工作服。

手防护：戴防化学品手套。

其他：工作现场严禁吸烟、进食和饮水。工作毕，淋浴更衣。及时换洗工作服。作业人员应学会自救互救。进入罐、限制性空间或其他高浓度区作业，须有人监护。

3. 急救措施

皮肤接触：脱去污染的衣着，用流动清水冲洗。就医。

眼睛接触：立即提起眼睑，用大量流动清水或生理盐水彻底冲洗至少15min。就医。

吸入：迅速脱离现场至空气新鲜处。保持呼吸道通畅。如呼吸困难，给输氧。如呼吸停止，即进行人工呼吸。就医。

二、液化石油气

1. 泄漏应急处理

迅速撤离泄漏污染区人员至上风处，并进行隔离，严格限制出入。切断火源。建议应急处理人员戴自给正压式空气呼吸器，穿防寒服。不要直接接触泄漏物。尽可能切断泄漏源。用工业覆盖层或吸附/吸收剂盖住泄漏点附近的下水道等地方，防止气体进入。合理通风，加速扩散。喷雾状水稀释。漏气容器要妥善处理，修复、检验后再用。

2. 防护措施

呼吸系统防护：高浓度环境中，建议佩戴过滤式防毒面具（半面罩）。

眼睛防护：一般不需要特殊防护，高浓度接触时可戴化学安全防护眼镜。

身体防护：穿防静电工作服。

手防护：戴一般作业防护手套。

其他：工作现场严禁吸烟。避免高浓度吸入。进入罐、限制性空间或其他高浓度区作业，须有人监护。

3. 急救措施

皮肤接触：若有冻伤，就医治疗。

吸入：迅速脱离现场至空气新鲜处。保持呼吸道通畅。如呼吸困难，给输氧。如呼吸停止，立即进行人工呼吸。就医。

三、一氧化碳

1. 泄漏应急处理

迅速撤离泄漏污染区人员至上风处，并立即隔离150m，严格限制出入。切断火源。建议应急处理人员戴自给正压式空气呼吸器，穿消防防护服。尽可能切断泄漏源。合理通风，加速扩散。喷雾状水稀释、溶解。构筑围堤或挖坑收集产生的大量废水。如有可能，将漏出气用排风机送至空旷地方或装设适当喷头烧掉。也可以用管路导至炉中、凹地焚之。漏气容器要妥善处理，修复、检验后再用。

2. 防护措施

呼吸系统防护：空气中浓度超标时，佩戴自吸过滤式防毒面具（半面罩）。紧急事态抢救或撤离时，建议佩戴空气呼吸器。

眼睛防护：一般不需要特别防护，高浓度接触时可戴安全防护眼镜。

身体防护：穿防静电工作服。

手防护：戴一般作业防护手套。

其他：工作现场严禁吸烟。执行上岗前和在岗期间的职业健康检查。避免高浓度吸入。进入罐、限制性空间或其他高浓度区作业，须有人监护。

3. 急救措施

吸入：迅速脱离现场至空气新鲜处。保持呼吸道通畅。如呼吸困难，给输氧。呼吸心跳停止时，立即进行人工呼吸和胸外心脏按压术。就医。

灭火方法：切断气源。若不能立即切断气源，则不允许熄灭正在燃烧的气体。喷水冷却容器，可能的话将容器从火场移至空旷处。灭火剂：雾状水、泡沫、二氧化碳、干粉。

四、二氧化碳

1. 泄漏应急处理

迅速撤离泄漏污染区人员至上风处，并进行隔离，严格限制出入。建议应急处理人员戴自给正压式空气呼吸器，穿一般作业工作服。尽可能切断泄漏源。合理通风，加速扩散。如有可能，即时使用。漏气容器要妥善处理，修复、检验后再用。

2. 防护措施

呼吸系统防护：一般不需特殊防护。高浓度接触可佩戴空气呼吸器。

眼睛防护：一般不需特殊防护。

身体防护：穿一般作业工作服。

手防护：戴一般作业防护手套。

其他：避免高浓度吸入。进入罐、限制性空间或其他高浓度区作业，须有人监护。

3. 急救措施

皮肤接触：若有冻伤，就医治疗。

眼睛接触：若有冻伤，就医治疗。

吸入：迅速脱离现场至空气新鲜处。保持呼吸道通畅。如呼吸困难，给输氧。如呼吸停止，立即进行人工呼吸。就医。

灭火方法：本品不燃。切断气源。喷水冷却容器，可能的话将容器从火场移至空旷处。

五、盐酸

1. 泄漏应急处理

疏散泄漏污染区人员至安全区，禁止无关人员进入污染区，建议应急处理人员戴好面罩，穿化学防护服。不要直接接触泄漏物，禁止向泄漏物直接喷水。更不要让水进入包装容器内。用沙土、干燥石灰或苏打灰混合，然后收集运至废物处理场所处置。也可以用大量水冲洗，经稀释的洗水放入废水系统。如大量泄漏，利用围堤收取，然后收集、转移、回收或无害处理后废弃。

2. 防护措施

呼吸系统防护：可能接触其蒸气或烟雾时，必须佩戴防毒面具或供气式头盔。紧急事态抢救或逃生时，建议佩戴自给式空气呼吸器。

眼睛防护：戴化学安全防护眼镜。

防护服：穿工作服（防腐材料制作）。

手防护：戴橡皮手套。

其他：工作后，淋浴更衣。单独存放被毒物污染的衣服，洗后再用。保持良好的卫生习惯。

3. 急救措施

皮肤接触：立即用水冲洗至少15min。或用2%碳酸氢钠溶液冲洗。若有灼伤，就医治疗。

眼睛接触：立即提起眼睑，用流动清水冲洗10min或用2%碳酸氢钠溶液冲洗。

吸入：迅速脱离现场至空气新鲜处。呼吸困难时给输氧。给予2%～4%碳酸氢钠溶液雾化吸入。就医。

食入：误服者立即漱口，给牛奶、蛋清、植物油等口服，不可催吐。立即就医。

灭火方法：雾状水、沙土。

六、氨

1. 泄漏应急处理

迅速撤离泄漏污染区人员至上风处，并立即进行隔离150m，严格限制出入，切断火源。建议应急处理人员戴自给正压式空气呼吸器，穿防毒服。尽可能切断泄漏源。合理通风，加速扩散。高浓度泄漏区，喷含盐酸的雾状水中和、稀释、溶解。构筑围堤或挖坑收取产生的大量废水。如有可能，将残余气或漏出气用排风机送至水洗塔或与塔相连的通风橱内。储罐区最好设稀酸喷洒设施。漏气容器要妥善处理，修复、检验后再用。

废弃物处置方法：建议废料液用水稀释，加盐酸中和后，排入下水道。造纸、纺织、肥料工业中的含氨废料回收使用。

2. 防护措施

呼吸系统防护：空气中浓度超标时，建议佩戴过滤式防毒面具（半面罩）。紧急事态抢救或撤离时，必须佩戴空气呼吸器。

眼睛防护：戴化学安全防护眼镜。

身体防护：穿防静电工作服。

手防护：戴橡胶手套。

其他：工作现场严禁吸烟、进食和饮水。工作毕，淋浴更衣。保持良好的卫生习惯。

3. 急救措施

皮肤接触：立即脱去被污染的衣着，应用2%硼酸液或大量流动清水彻底冲洗。就医。

眼睛接触：立即提起眼睑，用大量流动清水或生理盐水彻底冲洗至少15min。就医。

吸入：迅速脱离现场至空气新鲜处。保持呼吸道通畅。如呼吸困难，给输氧。如呼吸停止，立即进行人工呼吸。就医。

灭火方法：消防人员必须穿戴全身防火防毒服。切断气源。若不能立即切断气源，则不允许熄灭正在燃烧的气体。喷水冷却容器，可能的话将容器从火场移至空旷处。灭火剂：雾状水、抗溶性泡沫、二氧化碳、沙土。

七、甲醇

1. 泄漏应急处理

迅速撤离泄漏污染区人员至安全区，并进行隔离，严格限制出入。切断火源。建议应急处理人员戴自给正压式空气呼吸器，穿防毒服。不要直接接触泄漏物。尽可能切断泄漏源，防止进入下水道、排洪沟等限制性空间。少量泄漏：用沙土或其他不燃材料吸附或吸收。也可以用大量水冲洗，洗液稀释后放入废水系统。大量泄漏：构筑围堤或挖坑收取；用泡沫覆盖，降低蒸气灾害。用防爆泵转移至槽车或专用收集器内。回收或运至废物处理场所处置。

2. 防护措施

呼吸系统防护：可能接触其蒸气时，应该佩戴过滤式防毒面罩（半面罩）。紧急事态抢救或撤离时，建议佩戴空气呼吸器。

眼睛防护：戴化学安全防护眼镜。

身体防护：穿防静电工作服。

手防护：戴橡胶手套。

其他：工作现场禁止吸烟、进食和饮水。工作毕，淋浴更衣。

3. 急救措施

皮肤接触：脱去被污染的衣着，用肥皂水和清水彻底冲洗皮肤。

眼睛接触：提起眼睑，用流动清水或生理盐水冲洗。就医。

吸入：迅速脱离现场至空气新鲜处。保持呼吸道通畅。如呼吸困难，给输氧。如呼吸停止，立即进行人工呼吸。就医。

食入：饮足量温水，催吐，用清水或1%硫代硫酸钠溶液洗胃。就医。

灭火方法：尽可能将容器从火场移至空旷处。喷水保持火场容器冷却，直至灭火结束。处在火场中的容器若已变色或从安全泄压装置中产生声音，必须马上撤离。灭火剂：抗溶性泡沫、干粉、二氧化碳、沙土。

八、氯

1. 泄漏应急处理

迅速撤离泄漏污染区人员至上风处，并立即进行隔离，小量泄漏时隔离150m，大量泄漏时隔离450m，严格限制出入。建议应急处理人员戴自给正压式空气呼吸器，穿防毒服。尽可能切断泄漏源。合理通风，加速扩散。喷雾状水稀释、溶解。构筑围堤或挖坑收取产生的大量废水。如有可能，用管道将泄漏物导至还原剂（酸式硫酸钠或酸式碳酸钠）溶液。也可以将漏气钢瓶浸入石灰乳液中。漏气容器要妥善处理，修复、检验后再用。

废弃物处置方法：建议把废气通入过量的还原性溶液中（亚硫酸氢盐、亚铁盐、硫代亚硫酸钠溶液）中和。

2. 防护措施

呼吸系统防护：空气中浓度超标时，建议佩戴空气呼吸器。紧急事态抢救或撤离时，必须佩戴空气呼吸器。

眼睛防护：呼吸系统防护中已作防护。

身体防护：穿带面罩式胶布防毒衣。

手防护：戴橡胶手套。

其他：工作现场禁止吸烟、进食和饮水。工作毕，淋浴更衣。保持良好的卫生习惯。进入罐、限制性空间或其他高浓度区作业，须有人监护。

3. 急救措施

皮肤接触：立即脱去被污染的衣着，用大量清水冲洗。就医。

眼睛接触：提起眼睑，用流动清水或生理盐水冲洗。

吸入：迅速脱离现场至空气新鲜处。呼吸心跳停止时，立即进行人工呼吸和胸外心脏按压术。就医。

灭火方法：本品不燃。消防人员必须佩戴过滤式防毒面具（全面罩）或隔离式呼吸器、穿全身防火防毒服，在上风处灭火。切断气源。喷水冷却容器，可能的话将容器从火场移至空旷处。灭火剂：雾状水、泡沫、干粉。

九、氰化氢

1. 泄漏应急措施

对泄漏物处理必须戴好防毒面具与手套，将其扫起倒至大量水中。加入过量 NaClO 或漂白粉，放置 24h，确认氰化物全部分解，稀释后放入废水系统。污染区用 NaClO 溶液或漂白粉浸洗 24h 后，用大量水冲洗，洗水放入废水系统统一处理。对 HCN 则应将气体送至通风橱或将气体导入碳酸钠溶液中，加等量的 NaClO，以 6mol/L NaOH 中和，污水放入废水系统做统一处理。

废弃物处置方法：废料放入碱性介质中，通氯气或加次氯酸盐使之转化成氨气和二氧化碳。还可以采用控制焚烧法把氰化物完全破坏。氨氧化过程的废气中含有可回收的氢氰酸。

2. 防护措施

呼吸系统防护：可能接触毒物时，应该佩戴隔离式呼吸器。紧急事态抢救或撤离时，必须佩戴空气呼吸器。

眼睛防护：呼吸系统防护中已作防护。

身体防护：穿连衣式胶布防毒衣。

手防护：戴橡胶手套。

其他：工作现场禁止吸烟、进食和饮水。保持良好的卫生习惯。车间应配备急救设备及药品。作业人员应学会自救互救。

3. 急救措施

皮肤接触：立即脱去被污染的衣着，用流动清水或 5% 硫代硫酸钠溶液彻底冲洗至少 20min。就医。

眼睛接触：立即提起眼睑，用大量流动清水或生理盐水彻底冲洗至少 15min。就医。

吸入：迅速脱离现场至空气新鲜处。保持呼吸道通畅。如呼吸困难，给输氧。呼吸心跳停止时，立即进行人工呼吸（勿用口对口）和胸外心脏按压术，给吸入亚硝酸异戊酯，就医。

食入：饮足量温水，催吐，用 1:5000 高锰酸钾或 5% 硫代硫酸钠溶液洗胃。就医。

灭火方法：切断气源。若不能立即切断气源，则不允许熄灭正在燃烧的气体。消防人员必须穿戴全身专用防护服，佩戴正压自给式呼吸器，在安全距离以外或有防护措施处操作。灭火剂：干粉、抗溶性泡沫、二氧化碳。用水灭火无效，但须用水保持火场容器冷却。用雾状水驱散蒸气。

十、二氧化硫

1. 泄漏应急处理

迅速撤离泄漏污染区人员至上风处,并立即进行隔离,少量泄漏时隔离150m,大量泄漏时隔离450m,严格限制出入。切断火源。建议应急处理人员戴自给正压式空气呼吸器,穿防毒服。从上风处进入现场。尽可能切断泄漏源。用工业覆盖层或吸附/吸收剂盖住泄漏点附近的下水道等地方,防止气体进入。合理通风,加速扩散。喷雾状水稀释、溶解。构筑围堤或挖坑收集产生的大量废水。如有可能,用一捕捉器使气体通过次氯酸钠溶液。漏气容器要妥善处理,修复、检验后再用。

2. 防护措施

呼吸系统防护:空气中浓度超标时,佩戴自吸过滤式防毒面具(全面罩)。紧急事态抢救或撤离时,建议佩戴自给正压式空气呼吸器。

眼睛防护:呼吸系统防护中已作防护。

身体防护:穿聚乙烯防毒服。

手防护:戴橡胶手套。

其他:工作现场禁止吸烟、进食和饮水。工作毕,淋浴更衣。保持良好的卫生习惯。

3. 急救措施

皮肤接触:立即脱去被污染的衣着,用大量流动清水冲洗。就医。

眼睛接触:提起眼睑,用流动清水或生理盐水冲洗。

吸入:迅速脱离现场至空气新鲜处。保持呼吸道通畅。如呼吸困难,给输氧。如呼吸停止,立即进行人工呼吸。就医。

十一、汽油

1. 泄漏应急处理

迅速撤离泄漏污染区人员至安全区,并进行隔离,严格限制出入。切断火源。建议应急处理人员戴自给正压式空气呼吸器,穿消防防护服。尽可能切断泄漏源。防止进入下水道、排洪沟等限制性空间。少量泄漏:用沙土、蛭石或其他惰性材料吸收。或在保证安全的情况下,就地焚烧。大量泄漏:构筑围堤或挖坑收集;用泡沫覆盖,降低蒸气灾害。用防爆泵转移至槽车或专用收集器内,回收或运至废物处理场所处置。

2. 防护措施

呼吸系统防护：一般不需要特殊防护，高浓度接触时可佩戴自吸过滤式防毒面具（半面罩）。

眼睛防护：一般不需要特殊防护，高浓度接触时可戴化学安全防护眼镜。

身体防护：穿防静电工作服。

手防护：戴防苯耐油手套。

其他：工作现场严禁吸烟。避免长期反复接触。

3. 急救措施

皮肤接触：立即脱去被污染的衣着，用肥皂水和清水彻底冲洗皮肤。就医。

眼睛接触：立即提起眼睑，用大量流动清水或生理盐水彻底冲洗至少15min。就医。

吸入：迅速脱离现场至空气新鲜处。保持呼吸道通畅。如呼吸困难，给输氧。如呼吸停止，立即进行人工呼吸。就医。

食入：给饮牛奶或用植物油洗胃和灌肠。就医。

十二、苯（接触甲苯、乙苯、二甲苯参照执行）

1. 泄漏应急处理

迅速撤离泄漏污染区人员至安全区，并进行隔离，严格限制出入。切断火源。建议应急处理人员戴自给正压式空气呼吸器，穿防毒服。不要直接接触泄漏物。尽可能切断泄漏源，防止进入下水道、排洪沟等限制性空间。小量泄漏：用活性炭或其他惰性材料吸收。也可以用不燃性分散剂制成的乳液刷洗，洗液稀释后放入废水系统。大量泄漏：构筑围堤或挖坑收集；用泡沫覆盖，降低蒸气灾害。喷雾状水冷却和稀释蒸气、保护现场人员、把泄漏物稀释成不燃物。用防爆泵转移至槽车或专用收集器内。回收或运至废物处理场所处置。当苯泄漏进水体应立即构筑堤坝，切断受污染水体的流动，或使用围栏将苯液限制在一定范围内，然后再做必要处理；当苯泄漏进土壤中时，应立即将被沾湿土壤全部收集起来，转移到空旷地带任其挥发。

2. 防护措施

呼吸系统防护：空气中浓度超标时，应该佩戴自吸过滤式防毒面罩（半面罩）。紧急事态抢救或撤离时，应该佩戴空气呼吸器。

眼睛防护：戴化学安全防护眼镜。

身体防护：穿防毒渗透工作服。

手防护：戴橡胶手套。

其他：工作现场禁止吸烟、进食和饮水。工作毕，淋浴更衣。执行上岗前和在岗期间的职业健康检查。

3. 急救措施

皮肤接触：脱去被污染的衣着，用肥皂水和清水彻底冲洗皮肤。

眼睛接触：提起眼睑，用流动清水或生理盐水冲洗。就医。

吸入：迅速脱离现场至空气新鲜处。保持呼吸道通畅。如呼吸困难，给输氧。如呼吸停止，立即进行人工呼吸。就医。

食入：饮足量温水，催吐，就医。

十三、正己烷

1. 泄漏应急处理

迅速撤离泄漏污染区人员至安全区，并进行隔离，严格限制出入。切断火源。建议应急处理人员戴自给正压式空气呼吸器，穿防护服。尽可能切断泄漏源。防止进入下水道、排洪沟等限制性空间。少量泄漏：用沙土或其他不燃材料吸附或吸收。也可以用不燃性分散剂制成的乳液刷洗，洗液稀释后放入废水系统。大量泄漏：构筑围堤或挖坑收集；用泡沫覆盖，降低蒸气灾害。用防爆泵转移至槽车或专用收集器内，回收或运至废物处理场所处置。

2. 防护措施

呼吸系统防护：空气中浓度超标时，佩戴自吸过滤式防毒面具(半面罩)。

眼睛防护：必要时，戴化学安全防护眼镜。

身体防护：穿防静电工作服。

手防护：戴防苯耐油手套。

其他：工作现场严禁吸烟。避免长期反复接触。

3. 急救措施

皮肤接触：脱去被污染的衣着，用肥皂水和清水彻底冲洗皮肤。

眼睛接触：提起眼睑，用流动清水或生理盐水冲洗。就医。

吸入：迅速脱离现场至空气新鲜处。保持呼吸道通畅。如呼吸困难，给输氧。如呼吸停止，立即进行人工呼吸。就医。

食入：饮足量温水，催吐，就医。

十四、硝酸

1. 泄漏应急处理

疏散泄漏污染区人员至安全区，禁止无关人员进入污染区，建议应急处理人员戴好防毒面具，穿化学防护服。不要直接接触泄漏物，勿使泄漏物与可燃物质（木材、纸、油等）接触，在确保安全情况下堵漏。喷水雾能减少蒸发但不要使水进入储存容器内。将地面洒上苏打灰，然后收集运至废物处理场所处置。也可以用大量水冲洗，经稀释的洗水放入废水系统。如大量泄漏，利用围堤收集，然后收集、转移、回收或无害处理后废弃。

2. 防护措施

呼吸系统防护：可能接触其蒸气或烟雾时，必须佩戴防毒面具或供气式头盔。紧急事态抢救或逃生时，建议佩戴自给式呼吸器。

眼睛防护：戴化学安全防护眼镜。

防护服：穿工作服（防腐材料制作）。

手防护：戴橡皮手套。

其他：工作后，淋浴更衣。单独存放被毒物污染的衣服，洗后再用。保持良好的卫生习惯。

3. 急救措施

皮肤接触：立即用水冲洗至少15min。或用2%碳酸氢钠溶液冲洗。若有灼伤，就医治疗。

眼睛接触：立即提起眼睑，用流动清水或生理盐水冲洗至少15min。就医。

吸入：迅速脱离现场至空气新鲜处。呼吸困难时给输氧。给予2%~4%碳酸氢钠溶液雾化吸入。就医。

食入：误服者给牛奶、蛋清、植物油等口服，不可催吐。立即就医。

灭火方法：二氧化碳、沙土、雾状水、火场周围可用的灭火介质。

十五、环氧乙烷

1. 泄漏应急处理

迅速撤离泄漏污染区人员至上风处，并立即隔离150m，严格限制出入。切断火源。建议应急处理人员戴自给正压式空气呼吸器，穿消防防护服。尽可能切断泄漏源。用工业覆盖层或吸附/吸收剂盖住泄漏点附近的下水道等地方，防止气体进入。合理通风，加速扩散。喷雾状水稀释、溶解。构筑围堤或挖坑收集产生的大量废水。如有可能，将漏出气用排风机送至空旷地方或装设适当喷头烧掉。漏气容器要妥善处理，修复、检验后再用。

废弃物处置方法：不含过氧化物的废料液经浓缩后，在控制的速度下燃烧。含过氧化物的废料经浓缩后，在安全距离外敞口燃烧。

2. 防护措施

呼吸系统防护：空气中浓度超标时，建议佩戴自吸过滤式防毒面具（全面罩）。紧急事态抢救或撤离时，建议佩戴空气呼吸器。

眼睛防护：呼吸系统防护中已作防护。

身体防护：穿防静电工作服。

手防护：戴橡胶手套。

其他：工作现场严禁吸烟。工作毕，淋浴更衣。注意个人清洁卫生。

3. 急救措施

皮肤接触：立即脱去被污染的衣着，用大量流动清水冲洗，至少15min。就医。

眼睛接触：立即提起眼睑，用大量流动清水或生理盐水彻底冲洗至少15min。就医。

吸入：迅速脱离现场至空气新鲜处。保持呼吸道通畅。如呼吸困难，给输氧。如呼吸心跳停止时，立即进行人工呼吸和胸外心脏按压术。

食入：误服者立即漱口，饮牛奶或蛋清。就医。

灭火方法：切断气源。若不能立即切断气源，则不允许熄灭正在燃烧的气体。喷水冷却容器，可能的话将容器从火场移至空旷处。灭火剂：雾状水、抗溶性泡沫、干粉、二氧化碳。

十六、硫酸

1. 泄漏应急处理

疏散泄漏污染区人员至安全区，禁止无关人员进入污染区，建议应急处理人员戴好面罩，穿化学防护服。合理通风，不要直接接触泄漏物，勿使泄漏物与可燃物质（木材、纸、油等）接触，在确保安全情况下堵漏。喷水雾减慢挥发（或扩散），但不要对泄漏物或泄漏点直接喷水。用沙土、干燥石灰或苏打灰混合，然后收集运至废物处理场所处置。也可以用大量水冲洗，经稀释的洗水放入废水系统。如大量泄漏，利用围堤收集，然后收集、转移、回收或无害处理后废弃。

2. 防护措施

呼吸系统防护：可能接触其蒸气或烟雾时，必须佩戴防毒面具或供气式头盔。紧急事态抢救或逃生时，建议佩戴自给式空气呼吸器。

眼睛防护：戴化学安全防护眼镜。

防护服：穿工作服（防腐材料制作）。

手防护：戴橡皮手套。

其他：工作后，淋浴更衣。单独存放被毒物污染的衣服，洗后再用。保持良好的卫生习惯。

3. 急救措施

皮肤接触：脱去污染的衣着，立即用水冲洗至少15min。或用2%碳酸氢钠溶液冲洗。就医。

眼睛接触：立即提起眼睑，用流动清水或生理盐水冲洗至少15min。就医。

吸入：迅速脱离现场至空气新鲜处。呼吸困难时给输氧。给予2%~4%碳酸氢钠溶液雾化吸入。就医。

食入：误服者给牛奶、蛋清、植物油等口服，不可催吐。立即就医。

灭火方法：沙土。禁止用水。

附录2 急性氨中毒事件卫生应急处置技术方案

氨(NH_3)是一种刺激性气体。急性氨中毒是指在短期内吸入较大量氨气引起的以呼吸系统损害为主全身性疾病，常伴有眼、皮肤和呼吸道黏膜灼伤。

1 概述

氨在常温常压下是具有辛辣刺激性臭味的无色气体，易液化成无色液体，易溶于水和乙醇，其水溶液为氨水。人接触氨气浓度达到 $140 \sim 210 mg/m^3$ 时可明显感到不适，$553 mg/m^3$ 时可立即出现强烈的刺激症状，$3500 \sim 7000 mg/m^3$ 浓度下可立即死亡。

氨主要经呼吸道吸入进入人体，氨水也可经胃肠道吸收。接触氨的常见机会有：输氨管道、储氨钢瓶或储槽意外破损爆裂，检修过程中液氨外逸；硫铵、碳酸氢铵、尿素、氨水等多种化肥制造；制碱、制药、鞣皮、塑料、树脂、染料、炸药、合成纤维等各种有机化学工业；用作冷冻剂、防冻剂和石油精炼、炼钢等工业；偶见于喷洒氨水。

2 中毒事件的调查和处理

2.1 现场处置人员的个体防护

现场救援时首先要确保工作人员安全，同时要采取必要措施避免或减少公众健康受到进一步伤害。现场救援和调查工作要求必须2人以上协同进行，并应携带通讯工具。进入氨气浓度较高的环境内（如出现昏迷/死亡病例或死亡动物的氨气泄漏核心区域，或现场快速检测氨气浓度高于$360mg/m^3$），必须使用自给式空气呼吸器（SCBA）和A级防护服，并佩带氨气气体报警器；进入氨气泄漏周边区域，或现场快速检测氨气浓度在$30 \sim 360 mg/m^3$之间，选用可防含K类气体和至少P2级别颗粒物的全面型呼吸防护器（参见 GB 2890—2009），并佩带氨气气体报警器，穿戴C级防护服、化学橡胶手套和化学防护靴。

医疗救护人员在现场医疗区救治中毒病人时，可戴乳胶或化学防护手套和防护眼罩。

2.2 中毒事件的调查

调查人员到达中毒现场后，应先了解中毒事件的概况。现场调查内容包括现场环境状况、气象条件、通风措施、生产工艺流程等相关情况,并尽早进行现场空气氨气浓度测定。同时,就事件现场控制措施(如通风、切断危害源等)、救援人员的个体防护、现场隔离带设置、人员疏散等向现场指挥提出建议。

调查中毒病人及相关人员,了解事件发生的经过,人员接触毒物的时间、地点、方式,中毒人员数量、姓名、性别、工种、中毒的主要症状、体征、实验室检查及抢救经过。同时向临床救治单位进一步了解相关资料(如抢救过程、临床治疗资料、实验室检查结果等)。

对现场调查的资料做好记录,进行现场拍照、录音等。取证材料要有被调查人的签字。

2.3 现场空气中氨气浓度的检测

现场空气中氨气快速检测设备均带有采气装置,要尽早对现场的空气进行检测。检测方法推荐使用检气管法或便携式氨气检测仪法(附件1和附件2)。

2.4 中毒事件的确认和鉴别

2.4.1 中毒事件的确认标准

同时具有以下三点,可确认为急性氨中毒事件:

a) 中毒病人有氨接触机会;

b) 中毒病人短时间内出现以呼吸系统损害为主的临床表现,常伴有眼、皮肤黏膜的灼伤;

c) 中毒现场空气采样氨气浓度增高,或有明确的氨暴露证据。

2.4.2 中毒事件的鉴别

应注意与氯气、二氧化硫、一甲胺等其他刺激性气体所导致的中毒事件鉴别。

2.5 现场医疗救援

现场医疗救援首要措施是迅速将中毒病人移离中毒现场至空气新鲜处,脱去被污染衣服,松开衣领,保持呼吸道通畅,注意保暖。有条件时,协助消防部门对危重病人进行洗消。当出现大批中毒病人时,应首先进行现场检伤分类,优先处理红标病人。

2.5.1 现场检伤分类

a) 红标,具有下列指标之一者:

咯大量泡沫样痰;严重呼吸困难;昏迷;窒息。

b) 黄标,具有下列指标之一者:

眼灼伤；皮肤灼伤。

c) 绿标，具有下列指标者：

流泪、畏光、眼刺痛、流涕、呛咳等。

d) 黑标，同时具有下列指标者：

意识丧失，无自主呼吸，大动脉搏动消失，瞳孔散大。

2.5.2 现场医疗救援

红标病人要立即吸氧，建立静脉通道，可使用地塞米松10～20mg肌内注射或稀释后静脉注射。窒息者，立即予以开放气道；皮肤和眼灼伤者，立即以大量流动清水或生理盐水冲洗灼伤部位15min以上。黄标病人应密切观察病情变化，有条件可给予吸氧，及时采取对症治疗措施。绿标病人在脱离环境后，暂不予特殊处理，观察病情变化。

2.5.3 病人转送

中毒病人经现场急救处理后，应立即就近转送至综合医院或中毒救治中心继续观察和治疗。

3 中毒试样的采集与检测

3.1 采集试样的选择

在中毒突发事件现场，空气试样是首选采集的试样。此外，可根据中毒事件的现场调查结果，确定应采集的其他试样种类。

3.2 现场检测试样的采集方法

使用检气管法或便携式氨气检测仪，采样方法见仪器说明书。

3.3 实验室检测

3.3.1 试样的采集方法

在现场选择的采样点，将两只装有5.0mL吸收液(硫酸溶液，0.005mol/L)的大型气泡吸收管串联，以0.5L/min流量采集15min空气试样。

3.3.2 试样的保存和运输

采样后，封闭吸收管的进出气口，置清洁容器内运输和保存。试样应在48h内测定。

3.3.3 推荐的实验室检测方法

氨的纳氏试剂分光光度法(参见GBZ/T 160.29—2004)。

4 医院内救治

4.1 病人交接

中毒病人送到医院后,由接诊医护人员与转送人员对中毒病人的相关信息交接,并签字确认。

4.2 诊断和诊断分级

救治医生向中毒病人或陪护人员询问病史,对中毒病人进行体格检查和实验室检查,确认中毒病人的诊断,并进行诊断分级。

a) 观察对象。对接触氨气后仅有一过性眼和上呼吸道刺激症状,肺部无阳性体征或偶有散在性干啰音,胸部X线无异常表现者。

b) 轻度中毒。具有下列之一者:

i 临床符合急性气管-支气管炎或支气管周围炎表现;

ii 一至二度喉水肿。

c) 中度中毒。具有下列之一者:

i 临床符合支气管肺炎或间质性肺水肿表现,动脉血气分析常呈现轻度至中度低氧血症;

ii 三度喉水肿。

d) 重度中毒。具有下列之一者:

i 临床符合肺泡性肺水肿表现,动脉血气分析呈现重度低氧血症;

ii 急性呼吸窘迫综合征(ARDS);

iii 四度喉水肿;

iv 并发较重气胸或纵隔气肿;

v 窒息。

e) 眼或皮肤灼伤。轻、中、重度急性中毒均可伴有眼或皮肤灼伤,其诊断分级参照GBZ 54—2002 或 GBZ 51—2009。

4.3 治疗

接收医院急诊科对所接收的中毒病人确认诊断和进行诊断分级后,根据病情的严重程度将病人送往不同科室进行进一步救治。观察对象留观至少24~48h,轻、中度中毒病人住院治疗，重度中毒病人立即给予监护抢救治疗。

4.3.1 一般治疗

中毒病人保持安静，卧床休息，密切观察其病情变化。出现眼部刺激症状时，可先用生理盐水冲洗，然后交替用抗生素眼药水和可的松眼药水滴眼。

4.3.2 合理氧疗

可采用鼻导管或面罩给氧，使动脉血氧饱和度维持在95%以上。发生急性呼吸衰竭，必要时给予机械通气。

4.3.3 防治肺水肿

a）肾上腺糖皮质激素：应用原则是早期、适量、短程。可选用甲泼尼龙，一般使用剂量为每日、每公斤体重1~4mg，起效后迅速减量，使用疗程一般不超过1周。或使用等效剂量的其他肾上腺糖皮质激素。

b）维持呼吸道通畅：防治喉水肿及解除支气管痉挛。如有支气管黏膜脱落，应及时吸出，必要时行气管插管或切开。

c）控制液体出入量：病程早期应适当控制液体出入量。根据病情需要，使用甘露醇、甘油果糖、呋塞米（速尿）等脱水剂和利尿剂。

4.3.4 防治并发症

急性氨中毒易发生纵隔气肿、皮下气肿及自发性气胸，除避免剧咳及屏气动作外，纵隔气肿可取坐位将气体引至颈部皮下慢慢吸收，气胸轻时可自行吸收，重者可行胸腔穿刺或闭式引流。

4.3.5 其他对症、支持治疗

加强营养、合理膳食，注意口腔、咽部护理，维持水、电解质及酸碱平衡，防治继发感染，保护心、脑、肝、肾等重要脏器功能等。

5 应急反应的终止

中毒事件的危险源及其相关危险因素已被消除或有效控制，未出现新的中毒病人且原有病人病情稳定24h以上。

附件1 检气管法定性、半定量测定空气中的氨气

1 适用范围

本方法适用于疑有氨气存在的情况下，采用相应检测范围的检测管，检测气体样品中氨气浓度。方法为定性和半定量测定。

2 原理

将用适当试剂浸泡过的多孔颗粒状载体填充于玻璃管中制成,当被测气体以一定流速通过此管时,被测组分与载体表面的试剂发生显色反应,根据生成有色化合物的颜色深度或填充柱的变色长度确定被测气体的浓度。

不同反应原理的检气管,颜色变化不同,参见检气管说明书。

3 方法重要参数

3.1 测定范围。可选用以下两种检气管:

低浓度 $2\sim50\text{mg/m}^3$。

高浓度 $10\sim300\text{mg/m}^3$。

3.2 准确度:当测试气体浓度在检气管测定范围的 1/3 以下时,测定值的相对误差应在 ±35% 以内;当测试气体浓度在检气管测定范围的 1/3 以上时,测定值的相对误差应在 ±25% 以内。

3.3 精密度: $RSD \leqslant 10\%$。

3.4 全程测定时间:$15\text{s}\sim3\text{min}$。

3.5 工作温度:$-20\sim50\text{℃}$。

3.6 环境湿度:$\leqslant85\%\text{RH}$。

3.7 干扰:当被测气体中存在碱性气体,以及异丙胺和三乙胺时有干扰。

4 试剂和仪器

检气管、采样器。

5 操作步骤

5.1 使用气体快速检测管时,必须使用与之配套的手段采样。一种气体检测管具有不同测量浓度范围的多种检测管,应用时可根据现场情况选择不同测量浓度范围的检测管。

5.2 割断检测管两端封口。

5.3 将检测管插在采样器进气口上,注意进气方向。

5.4 拉动采样器采气 100mL,待检测管中指示颜色变化终止,即可从色柱所指示刻度,读出数据。

6 质量控制

6.1 检气管使用要严格按照使用说明书操作,尤其是注意采样时间及检气管的有效期。

6.2 观察检测管时光线应充足,使用浅色的背景,与未用过的检测管进行比较。

6.3 采气时拉动采样器要用力均匀,保证检气管反应界面清晰、均匀,并使反应界面呈线形。

附件2 便携式氨气检测仪定量测定空气中的氨气

1 适用范围

本方法适用于疑有氨气存在的情况下，采用相应检测范围的传感器，检测气体样品中氨气浓度。方法为定量测定。

2 原理

内置采样泵，插入式电化学传感器。气体在电化学传感器上进行氧化还原反应，产生相应的电子信号，通过记录电信号的强度来估算氨浓度。

3 仪器必要的性能及参数条件

3.1 测量范围：$(0 \sim 75)\,mg/m^3$ 或 $(0 \sim 100)\,ppm$。

3.2 测定仪器误差：≤ ±5%（全量程）。

3.3 重复性：≤1%（全量程）。

3.4 最低检出浓度：1ppm。

3.5 响应时间：≤1min。

3.6 实时显示浓度、时间统计加权平均值，短期暴露平均值。

3.7 高对比度数字显示，高亮度 LED 指示灯和蜂鸣器报警。

3.8 自动标定与调零。

3.9 开机后全功能自动自检。

3.10 传感器寿命：≥2 年。

3.11 电源：充电电池，可以连续工作10h以上。

3.12 电池寿命：≥18 个月。

3.13 工作温度：-20 ~ 40℃。

3.14 环境湿度：5% ~ 90% RH。

3.15 安全等级：整机防爆。

3.16 有数据输出功能。

4 仪器可选择的性能及参数条件

4.1 可使用多种气体传感器。

4.2 音频和可视报警，可选振动报警。

4.3 可编程序，自动发出警报。

4.4 内置采样泵，并有一个气体采样器，用来采集现场试样，带回实验室作进一步分析。

4.5 设有数据采集器，可做连续检测。

5 测定

按照说明书操作。

校准、调零。

6 注意事项

6.1 电化学传感器有一定的有效期，即使不用，也应定期更换。

6.2 注意电池的寿命，及时充电。

6.3 严格按照说明书要求，定期使用标准气进行校准。

6.4 注意仪器的响应时间和回零时间。

附录3　急性苯及苯系物中毒事件卫生应急处置技术方案

苯及其同系物(苯系物)统称为芳香烃。急性苯及苯系物中毒是短期内接触较大量苯或苯系物后引起的以中枢神经系统损害为主的全身性疾病。

1　概述

苯为具有特殊芳香味的无色透明油状液体，微溶于水，可与乙醇、乙醚、丙酮、汽油和二硫化碳等有机溶剂混溶。苯属中等毒类化合物，人在 24000mg/m³ 浓度下接触 30min 有生命危险。甲苯、二甲苯、乙苯等苯系物大多为具有特殊芳香味的无色透明易挥发液体，难溶于水，可溶于醇、醚等有机溶剂，毒性大多为低毒(附录1)。

苯及苯系物可经过呼吸道、胃肠道和皮肤、黏膜进入体内，其中呼吸道吸收是群体性中毒事件的主要接触途径。接触苯及苯系物的常见机会有：作为稀释剂、萃取剂和溶剂，用于油漆、喷漆、油墨、树脂、人造革和黏胶等作业场所；苯及苯系物的生产和运输；作为化工原料，用于制造塑料、合成橡胶、合成纤维、香料、药物、农药、树脂等作业场所，等等。

2　中毒事件的调查和处理

2.1　现场处置人员的个体防护

现场救援时首先要确保工作人员安全，同时要采取必要措施避免或减少公众健康受到进一步伤害。现场救援和调查工作要求必须 2 人以上协同进行，并配带通信设备。进入苯及苯系物生产、储存等事故现场时，如现场有中毒死亡病人或空气苯浓度超过 9800mg/m³ (甲苯浓度超过 7700mg/m³，二甲苯浓度超过 4400mg/m³)，必须穿戴 A 级防护服和自给式空气呼吸器(SCBA)；如空气苯浓度在 10 ~ 9800mg/m³ (甲苯浓度在 100 ~ 7700mg/m³，二甲苯浓度在 100 ~ 4400mg/m³)，须选用可防含 A 类气体和至少 P2 级别颗粒物的全面型呼吸防护器(参见 GB 2890—2009)，并穿戴 C 级以上防护服、化学防护手套和化学防护靴；中毒事件现场已经开放通风，且空气苯浓度在 50mg/m³ 以下，一般不需要穿戴个体防护装备。

现场处置人员调查和处理经口中毒事件时,一般不必穿戴个体防护装备。

现场救援人员清洗大面积皮肤污染的苯及苯系物中毒病人时,应选用可防含A类气体和至少P2级别颗粒物的全面型呼吸防护器,并穿戴C级以上防护服、化学防护手套和化学防护靴。

医疗救护人员在现场救治点救治中毒病人时,一般不必穿戴个体防护装备。

2.2 中毒事件的调查

调查人员应先了解中毒事件的概况,然后对事件相关场所和人员进行调查,并就事件现场控制措施(如关闭生产场所等)、救援人员的个体防护等向事件指挥部提出建议。

2.2.1 中毒事件相关场所的调查

调查内容包括涉及生产工艺流程、环境状况、通风措施、防护条件、人员接触情况等,并尽早采集相关场所的空气试样,有条件可进行现场快速检测。

2.2.2 中毒事件相关人员的调查

调查对象应包括中毒病人、目击证人以及其他相关人员(如生产人员、采购人员、运输人员以及医疗救援人员等)。调查内容包括接触时间、接触物质、接触人数、中毒人数、中毒的主要症状、中毒事故的进展情况、已经采取的紧急措施等。同时,向临床救治单位进一步了解相关资料(如抢救过程、临床治疗资料、实验室检查结果等)。

对现场调查的资料做好记录,进行现场拍照、录音等。取证材料要有被调查人的签字。

2.3 中毒试样的快速检测

要尽早对现场空气的苯及苯系物含量进行检测,检测方法推荐使用检气管法或光离子化检测仪(附件2和附件3)。

2.4 中毒事件的确认和鉴别

2.4.1 中毒事件的确认标准

同时具有以下三点,可确认为急性苯及苯系物中毒事件:

a)中毒病人有苯或苯系物接触机会;
b)中毒病人出现以中枢神经系统损害为主的临床表现;
c)中毒现场采样试样中苯或苯系物含量增高。

2.4.2 中毒事件的鉴别

注意与急性单纯窒息性气体中毒事件、急性一氧化碳中毒事件、急性硫化氢中毒事件等相鉴别。

2.5 现场医疗救援

迅速将病人移离中毒现场至空气新鲜处；皮肤污染者，立即除去污染衣物，有条件时，协助消防部门对危重病人进行洗消。中毒病人应保持呼吸道通畅，有条件予以吸氧，注意保暖。当短期内出现大批中毒病人，应首先进行现场检伤分类，优先处理红标病人。

2.5.1 现场检伤分类

a) 红标，具有下列指标之一者：昏迷；抽搐。
b) 黄标，具有下列指标之一者：谵妄状态；嗜睡；意识朦胧、混浊状态。
c) 绿标，具有下列指标者：头昏、头痛、乏力、恶心、呕吐等表现。
d) 黑标，同时具有下列指标者：意识丧失，无自主呼吸，大动脉搏动消失，瞳孔散大。

2.5.2 现场治疗

对于红标病人要保持复苏体位，立即建立静脉通道；黄标病人应密切观察病情变化。出现反复抽搐、休克等情况时，及时采取对症支持措施。绿标病人脱离环境后，暂不予特殊处理，观察病情变化。

2.5.3 病人转送

中毒病人经现场急救处理后，应立即就近转送至综合医院继续观察和治疗。

3 中毒试样的采集与检测

3.1 采集试样的选择

中毒突发事件现场的空气试样是首选采集试样。尿液中苯酚浓度可作为急性苯中毒、尿马尿酸浓度可作为急性甲苯中毒、尿甲基马尿酸浓度可作为急性二甲苯中毒的诊治参考。此外，可根据中毒事件的现场调查结果，确定应采集的其他试样种类。

3.2 试样的采集方法

a) 气体试样：活性碳管采样，100mL/min 流量采集 15min。
b) 尿液试样：使用具塞或加盖的塑料瓶，采样量≥50mL。

3.3 试样的保存和运输

所有试样采集后最好在4℃条件下冷藏保存和运输，如无条件冷藏保存运输，试样应在采集后 24h 内进行实验室检测。所有实验室检测后的样品，应在冷冻条件下保存 3 个月，备用于实验室复核。

3.4 推荐的实验室检测方法

a) 气相色谱法测定工作场所空气中苯、甲苯、二甲苯、乙苯及苯乙烯。（参见 GBZ/T 160.42—2007）

b) 气相色谱法测定尿中苯酚。（参见 WS/T 49—1996，WS/T 50—1996）

c) 分光光度法测定尿中苯酚。（参见 WS/T 48—1996）

d) 分光光度法测定尿中马尿酸。（参见 WS/T 52—1996）

e) 高效液相色谱法测定尿中马尿酸、甲基马尿酸。（参见 WS/T 53—1996）

f) 高效液相色谱法测定尿中苯乙醛酸和苯乙醇酸。（参见 WS/T 54—1996）

4 医院内救治

4.1 病人交接

中毒病人送到医院后，由接诊医院的接诊医护人员与转送人员对中毒病人的相关信息进行交接，并签字确认。

4.2 诊断和诊断分级

救治医生向中毒病人或陪护（同）人员询问病史，对中毒病人进行体格检查和实验室检查，确认中毒病人的诊断，并进行诊断分级。

a) 观察对象

接触苯及苯系物后，出现头痛、头晕、乏力等症状和眼、上呼吸道黏膜刺激症状，并于脱离接触后短时间内恢复者。

b) 轻度中毒

头晕、头痛、乏力等症状加重，并有恶心、呕吐、视物模糊、步态蹒跚、胸闷、呛咳等表现，可出现嗜睡、意识模糊、兴奋烦躁等轻度意识障碍。

c) 重度中毒

具备以下任何一项者，可诊断为重度中毒：

i 中、重度意识障碍；

ii 抽搐；

iii 呼吸、循环衰竭；
iv 重度肝肾损害；
v 猝死。

4.3 治疗

接收医院对所接收的中毒病人确认诊断和进行诊断分级后，根据病情的严重程度将病人送往不同科室进行进一步救治。观察对象可予以留观，轻度中毒病人收住院治疗，重度中毒病人立即给予监护抢救治疗。

4.3.1 合理氧疗

中毒病人应尽早给予合理氧疗，一般可采用鼻导管或面罩给氧。

4.3.2 防治脑水肿

a) 脱水剂：可给予甘露醇快速静脉滴注，如果出现肾功能不全，可静脉滴注甘油果糖，与甘露醇交替使用。

b) 利尿剂：一般给予呋塞米（速尿），根据病情确定使用剂量和疗程。

c) 肾上腺糖皮质激素：宜早期、适量、短程应用。

4.3.3 其他对症支持治疗

加强营养、合理膳食，注意水、电解质及酸碱平衡，防治继发感染，密切监护心、肺、脑等脏器功能，及时给予相应的治疗措施。

5 应急反应的终止

中毒事件的危险源及其相关危险因素已被消除或有效控制，其他可疑毒物已经完全收缴和销毁，未出现新的中毒病人且原有病人病情稳定24h以上。

附件1 常见苯系物的理化性质和毒性（表1）

表1 常见苯系物的理化性质和毒性

名称	分子式	理化性质	LC_{50}（g/m³）吸入	LD_{50}（mg/kg）经口	备注
苯	C_6H_6	为无色透明具有特殊芳香味的油状液体，常温下易挥发，微溶于水，可与乙醇、乙醚、汽油、丙酮等有机溶剂混溶	小鼠：51/240min		在1600mg/m³下60min，人可发生急性中毒

续表

名称	分子式	理化性质	LC_{50}(g/m^3) 吸入	LD_{50}(mg/kg) 经口	备注
甲苯	$C_6H_5CH_3$	为无色透明、带有甜味、有芳香味的挥发液体,不溶于水,溶于乙醇、丙酮、乙醚等有机溶剂	大鼠:30.4/4h	大鼠:6.4mL/kg	在 3.76g/m³ 下60min,人可发生急性中毒
二甲苯	$C_6H_4(CH_3)_2$	为无色透明、有芳香味的挥发液体,不溶于水,溶于乙醇、丙酮、乙醚等有机溶剂	大鼠:27.4/4h	大鼠:4.3	三种异构体,以间位毒性较大
乙苯	$C_6H_5C_2H_5$	无色刺鼻易燃液体,不溶于水,溶于醇和醚等有机溶剂	大鼠:19.7/4h	大鼠:3.5	
苯乙烯	$C_6H_5CH=CH_2$	为具有芳香味的无色液体,不溶于水,可与乙醇、乙醚等有机溶剂混溶	小鼠:34.5/2h 大鼠:26/4h	大鼠:5.0	当浓度达 3400mg/m³ 时,人立即出现黏膜刺激症状

附件2 检气管法定性、半定量测定空气中的苯系物

1 适用范围

本方法适用于疑有苯系物存在的情况下,采用相应检测范围的检测管,检测气体试样中苯、甲苯、二甲苯浓度。方法为定性和半定量测定。

2 原理

将用适当试剂浸泡过的多孔颗粒状载体填充于玻璃管中制成,当被测气体以一定流速通过此管时,被测组分与试剂发生显色反应,根据生成有色化合物的颜色深度或填充柱的变色长度确定被测气体的浓度。

3 方法重要参数

3.1 测定范围

苯:1~300ppm 或 3~1000mg/m³。

甲苯:1~200ppm 或 4~800mg/m³。

二甲苯:1~200ppm 或 5~1000mg/m³。

3.2 精密度:$RSD \leqslant 10\%$。

3.3 准确度:当测试气体浓度在检气管测定范围的1/3以下时,测定值的相对误差应在±35%以内;当测试气体浓度在检气管测定范围的1/3以上时,测定值的相对误差应在±25%以内。

3.4 全程测定时间:15s~3min。

3.5 工作温度:-20~50℃。

3.6 环境湿度:15%~99% RH。

4 试剂和仪器

检气管、采样器。

5 操作步骤

5.1 使用气体快速检测管时，必须使用与之配套的手段采样。一种气体检测管具有不同测量浓度范围的多种检测管，应用时可选择不同测量浓度范围的管子。

5.2 割断检测管两端封口。

5.3 将检测管插在采样器进气口上，注意进气方向。

5.4 拉动采样器采气100mL，待检测管中指示颜色变化终止，即可从色柱所指示刻度，读出数据。

6 质量控制

6.1 检气管使用要严格按照使用说明书操作，尤其是注意采样时间及检气管的有效期。

6.2 观察检测管时光线应充足，使用浅色的背景，与未用过的检测管进行比较。

6.3 采气时拉动采样器要用力均匀，保证检气管反应界面清晰、均匀，并使反应界面呈线形。

附件3 光离子化检测法定量测定空气中的苯系物

1 适用范围

本方法适用于疑有苯系物存在的情况下，采用相应检测范围的光离子化检测仪，检测气体试样中苯、甲苯、二甲苯浓度。方法为定量测定。

2 原理

当电离电位小于紫外灯能量的化合物气体或蒸气通过离子化腔时，光离子化检测器的紫外光源就会将该化合物击碎成可被检测到正负离子（该过程即离子化）。检测器测量离子化的气体电荷并将其转化为电流信号，然后电流被放大并转化为浓度值。在被检测后，离子重新复合成为原来的气体和蒸气。

3 仪器必要的性能及参数条件

3.1 测定范围（异丁烯校正）

低浓度范围：0~99.9ppm；

高浓度范围：100~10000ppm。

3.2 仪器误差：±2ppm或读数的10%（<2000ppm）、20%（>2000ppm）（用100ppm异丁烯校正）。

3.3 分辨率

低浓度范围：0.1ppm；

高浓度范围：1ppm。

3.4 实时显示浓度。

3.5 高对比度数字显示，高亮度 LED 指示灯和蜂鸣器报警。

3.6 响应时间：≤3s。

3.7 自动标定与调零。

3.8 开机后全功能自动自检。

3.9 安全：整机防爆。

3.10 电源：充电电池，可以连续工作 10h 以上。

3.11 电池寿命：≥18 个月。

3.12 工作温度：$-10 \sim 40℃$。

3.13 环境湿度：$0\% \sim 99\% RH$，无冷凝。

3.14 有数据输出功能。

4 仪器可选择的性能及参数条件

4.1 可编程序，自动发出警报。

4.2 声光报警，可选振动报警。

4.3 内置校正系数。

4.4 内置采样泵，并有一个气体采样器，用来采集现场试样，带回实验室做进一步分析。

4.5 设有数据采集器，可做连续监测。

5 测定

按照说明书操作。

校准、调零。

6 注意事项

6.1 注意校正系数换算。

6.2 注意电池的寿命，及时充电。

6.3 严格按照说明书要求，定期使用标准气进行校准。

6.4 注意仪器的响应时间和回零时间。

附录4 急性单纯窒息性气体中毒事件卫生应急处置技术方案

单纯窒息性气体是指由于其存在使空气中氧含量降低,导致机体缺氧窒息的气体。常见的有:甲烷、二氧化碳、氮气、惰性气体、水蒸气等。急性单纯窒息性气体中毒是指短时间内吸入较大量单纯窒息性气体后,引起的以中枢神经系统损害为主的全身性疾病。

1 概述

甲烷(CH_4)为无色、无臭的易燃气体,难溶于水;二氧化碳(CO_2)也称干冰,为无色、无臭的气体,可溶于水,比空气重;氮气(N_2)和惰性气体(包括氦、氖、氩、氪、氙)均为无色、无臭的气体,难溶于水或微溶于水。

单纯窒息性气体的急性毒性作用多是由于短时间内空气中单纯窒息性气体增多,导致空气中氧含量下降而引起。当空气中氧含量降到16%以下,人即可产生缺氧症状;氧含量降至10%以下,可出现不同程度的意识障碍,甚至死亡;氧含量降至6%以下,可发生猝死。人吸入浓度约8%~10%二氧化碳后,即可出现明显的中毒症状。

单纯窒息性气体经呼吸道吸入进入人体,常见接触机会有:清理纸浆池、沉淀池、酿酒池、沤粪池、糖蜜池、下水道、蓄粪坑、地窖等;工地桩井、竖井、矿井等;汽水、啤酒等饮料、干冰、灭火剂、发酵工业的生产;乙炔、氢气、合成氨及炭黑、硝基甲烷、一氯甲烷、二氯甲烷、三氯甲烷、二硫化碳、四氯化碳、氢氰酸等物质的化学合成;反应塔/釜、储藏罐、钢瓶等容器和管道的气相冲洗等。

2 中毒事件的调查和处理

2.1 现场处置人员的个体防护

现场救援时首先要确保工作人员安全,同时要采取必要措施避免或减少公众健康受到进一步伤害。现场救援和调查工作要求必须2人以上协同进行。进入严重缺氧环境(如出现昏迷/死亡病例或死亡动物的环境,或者现场快速检测氧气含量低于18%),必须使用自给式空气呼吸器(SCBA)，并佩带氧气气体报警器；进入已经开放通风，且现场快速检测氧气含量高于18%的环境，一般不需要穿戴个人防护装备。现场处置人员在进行井下、池底、坑道、仓、罐内等救援和调查时，必须系好安全带(绳)，并携带通信工具。

现场救援和调查工作对防护服穿戴无特殊要求。

医疗救护人员在现场医疗区救治中毒病人时，无需穿戴防护装备。

2.2 中毒事件的调查

调查人员到达中毒现场后，应先了解中毒事件的概况。现场勘查内容包括现场环境状况，气象条件，通风措施，生产工艺流程等相关情况，并尽早进行现场空气甲烷、二氧化碳、氧气浓度测定；必要时测定一氧化碳、硫化氢、氮氧化物等有毒气体，以确定是否为混合气体中毒。同时，就事件现场控制措施(如通风、切断气源等)、救援人员的个体防护、现场隔离带设置、人员疏散等向现场指挥提出建议。

调查中毒病人及相关人员，了解事件发生的经过，人员接触毒物的时间、地点、方式，中毒人员数量、姓名、性别、工种、中毒的主要症状、体征、实验室检查及抢救经过。同时向临床救治单位进一步了解相关资料(如抢救过程、临床治疗资料、实验室检查结果等)。

对现场调查的资料做好记录，最好进行现场拍照、录音、录像等。取证材料要有被调查人的签字。

2.3 现场空气甲烷、二氧化碳、氧气浓度的检测

要尽早对现场空气的氧气含量进行检测，检测方法推荐使用氧气检气管法或便携式氧气检测仪(附件1和附件2)。

如怀疑是甲烷造成的低氧环境，推荐使用便携式甲烷检测仪测定空气中甲烷的浓度(附件3)。

如怀疑是二氧化碳造成的低氧环境，推荐使用不分光红外线气体分析法定量测定空气中二氧化碳(参见 GBZ/T 160.28.3—2004)。

2.4 中毒事件的确认和鉴别

2.4.1 中毒事件的确认标准

同时具有以下三点，可确认为急性单纯窒息性气体中毒事件：

a) 中毒病人有单纯窒息性气体接触机会；
b) 中毒病人短时间内出现以中枢神经系统损害为主的临床表现，重症病人常出现猝死；
c) 中毒现场空气采样单纯窒息性气体浓度增高，氧气含量下降。

2.4.2 中毒事件的鉴别

与急性一氧化碳中毒事件、急性硫化氢中毒事件等相鉴别。

单纯窒息性气体中毒场所常伴随有一氧化碳、硫化氢等有害气体，现场应同时检测可能产生的其他有害气体，以排除或确定硫化氢、一氧化碳等混合气体引起的中毒事件。

2.5 现场医疗救援

现场医疗救援首要措施是迅速将病人移离中毒现场至空气新鲜处，脱去被污染衣服，松开衣领，保持呼吸道通畅，并注意保暖。当出现大批中毒病人时，应首先进行检伤分类，优先处理红标病人。

2.5.1 现场检伤分类

a) 红标，具有下列指标之一者：

意识障碍；抽搐；发绀。

b) 绿标，具有下列指标者：

头痛、头晕、乏力、心慌、胸闷等。

c) 黑标，同时具备下列指标者：

意识丧失，无自主呼吸，大动脉搏动消失，瞳孔散大。

2.5.2 现场医疗救援

对于红标病人要保持复苏体位，吸氧，立即建立静脉通道，出现反复抽搐时，及时采取对症支持措施。绿标病人脱离环境后，暂不予特殊处理，观察病情变化。

2.5.3 病人转送

中毒病人经现场急救处理后，尽快转送至当地综合医院或中毒救治中心。

3 中毒试样的采集与检测

3.1 采集样品的选择

在中毒突发事件现场，空气样品是首选采集的试样。此外，可根据中毒事件的现场调查结果，确定应采集的其他试样种类。

3.2 样品的采集方法

3.2.1 现场快速检测的样品采集

现场空气中氧气和甲烷快速检测设备均带有采气装置，可在现场直接测定。采样方法见仪器说明书。

二氧化碳的现场测定：按说明书要求，直接将空气试样采入不分光红外线分析仪测定。

3.2.2 二氧化碳实验室检测试样的采集方法

用双连橡皮球将现场空气试样打入体积为0.5~1L的铝塑采气袋中，放掉后，再打入现场空气，如此重复5~6次，然后将空气试样打满采气袋，密封采气口带回实验室测定。

3.3 实验室推荐的方法

一氧化碳和二氧化碳的不分光红外线气体分析法测定空气中的二氧化碳。（参见GBZ/T 160.28.3—2004）

4 医院内救治

4.1 病人交接

中毒病人送到医院后，由接诊医护人员与转送人员对中毒病人的相关信息进行交接，并签字确认。

4.2 诊断和诊断分级

救治医生对中毒病人或陪护人员进行病史询问，对中毒病人进行体格检查和实验室检查，确认中毒病人的诊断，并进行诊断分级。

a）观察对象

出现头痛、头昏、心悸、恶心、乏力等症状，吸入新鲜空气后症状可消失。

b）轻度中毒。具有下列之一者：

i 明显头痛、头晕，兴奋、烦躁、胸闷、呼吸困难、发绀；

ii 轻度至中度意识障碍。

c）重度中毒。具有下列之一者：

i 昏迷；

ii 抽搐；

iii 猝死。

4.3 治疗

接收医院对所接收的中毒病人确认诊断和进行诊断分级后，根据病情的严重程度将病人送往不同科室进行进一步救治。观察对象可予以留观，轻度中毒病人住院治疗，重度中毒病人立即给予监护抢救治疗。

4.3.1 合理氧疗

中毒病人应尽早给予合理氧疗，一般可采用鼻导管或面罩给氧，重症病人有条件可进行高压氧治疗。

4.3.2 防治脑水肿

a）脱水剂：可给予甘露醇快速静脉滴注，如果出现肾功能不全，可静脉滴注甘油果糖，与甘露醇交替使用。

b）利尿剂：一般给予呋塞米（速尿），根据病情确定使用剂量和疗程。

c）肾上腺糖皮质激素：宜早期、适量、短程应用。

4.3.3 其他对症支持治疗

加强营养、合理膳食，注意水、电解质及酸碱平衡，防治继发感染，改善细胞代谢、促进脑细胞功能恢复，密切监护心、肺、脑等脏器功能，及时给予相应的治疗措施。

5 应急反应的终止

中毒事件的危险源及其相关危险因素已被消除或有效控制，未出现新的中毒病人且原有病人病情稳定24h以上。

附件1 检气管法定性、半定量测定空气中的氧气

1 适用范围

本方法适用于怀疑氧气缺乏的情况下，采用相应检测范围的检测管，检测气体试样中氧气浓度。方法为定性和半定量测定。

2 原理

将用适当试剂浸泡过的多孔颗粒状载体填充于玻璃管中制成，当被测气体以一定流速通过此管时，被测组分与试剂发生显色反应，根据生成有色化合物的颜色深度或填充柱的变色长度确定被测气体的浓度。

不同反应原理的检气管，颜色变化不同，参见检气管说明书。

3 方法重要参数

3.1 测定范围：1%～21%。

3.2 准确度：当用测定范围1/3以下浓度的试验气体检验时，测定值的相对误差在±35%以内；当用测定范围1/3以上浓度的试验气体检验时，测定值的相对误差在±25%以内。

3.3 精密度：$RSD \leqslant 10\%$。

3.3 检出限：0.1%。

3.4 全程测定时间：15s～3min。

3.5 工作温度：$-20 \sim 50℃$。

3.6 环境湿度：$\leqslant 85\% RH$。

4 试剂和仪器

检气管、采样器。

5 操作步骤

5.1 使用气体快速检测管时，必须使用与之配套的手段采样。一种气体检测管具有不同测量浓度范围的多种检测管，应用时可根据现场情况选择不同测量浓度范围的检测管。

5.2 割断检测管两端封口。

5.3 将检测管插在采样器进气口上，注意进气方向。

5.4 拉动采样器采气100mL，待检测管中指示颜色变化终止，即可从色柱所指示刻度，读出数据。

6 质量控制

6.1 检气管使用要严格按照使用说明书操作，尤其是注意采样时间及检气管的有效期。

6.2 观察检测管时光线应充足，使用浅色的背景，与未用过的检测管进行比较。

6.3 采气时拉动采样器要用力均匀，保证检气管反应界面清晰、均匀，并使反应界面呈线形。

附件2 便携式氧气检测仪定量测定空气中的氧气

1 适用范围

本方法适用于氧气存在的情况下，采用相应范围的传感器，检测气体试样中氧气浓度。方法为定量测定。

2 原理

内置采样泵，插入式电化学传感器。气体在电化学传感器上进行氧化还原反应，产生相应的电子信号，通过记录电信号的强度来估算氧气浓度。

3 仪器必要的性能及参数条件

3.1 测定范围：$0 \sim 30\%$。

3.2 仪器误差：$\leqslant 5\%$（满量程）。

3.3 响应时间：$\leqslant 30s$。

3.4 实时显示浓度。

3.5 高对比度数字显示,高亮度 LED 指示灯和蜂鸣器报警。

3.6 传感器寿命：≥2 年。

3.7 自动标定与调零。

3.8 开机后全功能自动自检。

3.9 安全：整机防爆。

3.10 电源：充电电池,可以连续工作 10h 以上。

3.11 电池寿命：≥18 个月。

3.12 工作温度：-20～50℃。

3.13 环境湿度：15%～99%RH,无冷凝。

3.14 有数据输出功能。

4 仪器可选择的性能及参数条件

4.1 可使用多种气体传感器。

4.2 音频和可视报警,可选振动报警。

4.3 可编程序,自动发出警报。

4.4 内置采样泵,并有一个气体采样器,用来采集现场试样,带回实验室作进一步分析。

4.5 设有数据采集器,可做连续监测。

5 测定

按照说明书操作。

校准、调零。

6 注意事项

6.1 电化学传感器有一定的效期,即使不用,也应定期更换。

6.2 注意电池的寿命,及时充电。

6.3 严格按照说明书要求,定期使用标准气进行校准。

6.4 注意仪器的响应时间和回零时间。

附件 3 便携式甲烷检测仪定量测定空气中甲烷

1 适用范围

本方法适用于环境空气中甲烷的测定。方法为定量测定。

2 原理

采用红外传感器技术。

3 主要参数

3.1 内置采样泵。

3.2 测定范围：0~100%可燃性气体浓度的甲烷气体。

3.3 仪器分辨率：0.1%甲烷。

3.4 传感器寿命：≥5年。

3.5 响应时间：≤30s。

3.6 实时显示浓度、时间统计加权平均值，短期暴露平均值。

3.7 高对比度数字显示，高亮度LED指示灯和蜂鸣器报警。

3.8 自动标定与调零。

3.9 开机后全功能自动自检。

3.10 电源：一次充电可连续工作12h以上。

3.11 电池寿命：≥18个月。

3.12 工作温度：-20~50℃。

3.13 环境湿度：5%~90%RH。

3.14 整机防爆。

3.15 有数据输出功能。

4 仪器可选择的性能及参数条件

4.1 可使用多种气体传感器。

4.2 音频和可视报警，可选振动报警。

4.3 可编程序，自动发出警报。

4.4 内置采样泵，并有一个气体采样器，用来采集现场试样，带回实验室做进一步分析。

4.5 设有数据采集器，可做连续监测。

5 测定

按照说明书操作。

校准、调零。

6 注意事项

6.1 电化学传感器有一定的效期，即使不用，也应定期更换。

6.2 注意电池的寿命，及时充电。

6.3 严格按照说明书要求，定期使用标准气进行校准。

6.4 注意仪器的响应时间和回零时间。

附录5　急性甲醇中毒事件卫生应急处置技术方案

甲醇(CH_3OH)又称木醇或木酒精。急性甲醇中毒是短期内接触较大量甲醇后引起的以中枢神经系统损害、代谢性酸中毒和视神经损害为主的全身性疾病。

1　概述

甲醇为一种无色透明、易挥发的液体，可与水、乙醇、苯、酮、醚和卤代烃类等溶剂混溶。一般成人口服纯甲醇5~10mL可致严重中毒；一次口服15mL，或2天内分次口服累计124~164mL，可致失明；一次口服30mL可致死亡。吸入甲醇浓度达32.75g/m³时可危及生命。

甲醇主要是经口摄入进入人体，绝大多数为食源性中毒，也可经过呼吸道和皮肤、黏膜吸收。接触甲醇的常见机会有：摄入含有甲醇的假酒和饮料，或甲醇汽油；生产"固体酒精"火锅燃料；甲醇的生产和运输；生产甲醛、甲胺、摄影胶片、塑料、杀菌剂、油漆稀料、染料、甲醇汽油、橡胶、树脂等作业场所。

2　中毒事件的调查和处理

现场救援时首先要确保工作人员安全，同时要采取必要措施避免或减少公众健康受到进一步伤害。现场救援和调查工作要求必须2人以上协同进行。

2.1　现场处置人员的个体防护

进入甲醇生产、储存等事故现场时，如现场有中毒死亡病人或空气甲醇浓度超过33000mg/m³，则必须穿戴A级防护服和自给式空气呼吸器(SCBA)；如空气甲醇浓度在50~33000mg/m³，须选用可防沸点低于65℃有机蒸气和颗粒物的全面型呼吸防护器，并穿戴C级防护服、乳胶或化学防护手套和化学防护靴；中毒事件现场已经开放通风，且空气甲醇浓度在50mg/m³以下，一般不需要穿戴个体防护装备。现场处置人员调查和处理经口中毒事件时，一般不必穿戴个体防护装备。

现场救援人员清洗大面积皮肤污染的甲醇中毒病人时，应选用可防沸点低于65℃有机蒸气和颗粒物的全面型呼吸防护器，并穿戴C级以上防护服、乳胶或化学防护手套和化学防护靴。

医疗救护人员在现场救治点救治中毒病人时，一般不必穿戴个体防护装备。

2.2 中毒事件的调查

调查人员应先了解中毒事件的概况，然后对事件相关场所和人员进行调查，并就事件现场控制措施（如收集并封存所有可疑中毒食品、关闭生产场所等）、救援人员的个体防护等向事件指挥部提出建议。

2.2.1 中毒事件相关场所的调查

针对生产性甲醇中毒事件，调查内容包括涉及生产工艺流程、环境状况、通风措施、防护条件、人员接触情况等，并尽早采集相关场所的空气样品，有条件可进行现场快速检测。针对生活性甲醇中毒事件，调查内容包括中毒事件涉及的食品生产、加工、销售过程的各个环节，并采集中毒相关食品样品，有条件可现场快速检测可疑食品中甲醇含量。

2.2.2 中毒事件相关人员的调查

调查对象应包括中毒病人、目击证人以及其他相关人员（如生产人员、采购人员、销售人员、餐饮业服务员以及医疗救援人员等）。调查内容包括接触时间、接触物质、接触人数、中毒人数、中毒的主要症状、中毒事故的进展情况、已经采取的紧急措施等。同时，向临床救治单位进一步了解相关资料（如抢救过程、临床治疗资料、实验室检查结果等）。

2.2.3 其他调查

如某一地域内短期内接连出现多例甲醇中毒病例，调查内容还应包括该地区居民的生活、生产习惯，当地近期是否存在来源相同的可疑食品等。

对现场调查的资料做好记录，最好进行现场拍照、录音、录像等。取证材料要有被调查人的签字。

2.3 中毒试样的快速检测

白酒试样中的甲醇可使用变色酸比色法半定量和定量检测（附件1）。

2.4 中毒事件的确认和鉴别

2.4.1 中毒事件的确认标准

同时具有以下三点，可确认为甲醇中毒事件：

a) 中毒病人有甲醇接触机会；

b) 中毒病人出现以中枢神经系统、视神经损害和代谢性酸中毒为主的临床表现；
c) 中毒现场采样试样中甲醇含量增高。

2.4.2 中毒事件的鉴别

与急性乙醇、异丙醇、乙二醇等中毒事件相鉴别。

2.5 现场医疗救援

口服中毒意识清晰者，早期可进行催吐；经呼吸道吸入中毒者，迅速移离中毒现场至空气新鲜处；皮肤污染者，立即除去污染衣物，用清水彻底冲洗。中毒病人应保持呼吸道通畅，注意保暖，必要时以无菌纱布敷料或眼罩覆盖双眼，予以避光保护。当短期内出现大批中毒病人时，应首先进行现场检伤分类，优先处理红标病人。

2.5.1 现场检伤分类

a) 红标，具有下列指标之一者：

昏迷；休克；kussmaul 呼吸。

b) 黄标，具有下列指标之一者：

谵妄状态；意识朦胧、混浊状态；抽搐。

c) 绿标，具有下列指标者：

头昏、头痛、乏力、恶心、呕吐等表现。

d) 黑标，同时具有下列指标者：

意识丧失，无自主呼吸，大动脉搏动消失，瞳孔散大。

2.5.2 现场治疗

红标病人要保持复苏体位，建立静脉通道，地塞米松 10mg 肌内注射或稀释后静脉注射。黄标病人应密切观察病情变化。出现反复抽搐、休克等情况时，及时采取对症支持措施。绿标病人脱离环境后，暂不予特殊处理，观察病情变化。

2.5.3 病人转送

中毒病人经现场急救处理后，应立即就近转送至有血液净化条件的医院继续观察和治疗。

3 中毒试样的采集与检测

3.1 采集试样的选择

作业现场空气样品、可能导致中毒的饮料以及酒类是首选采集试样。血液和尿液中甲醇浓度可供急性甲醇中毒病人的诊治参考。另外，可根据中毒事件的现场调查结果，确定现场还应采集的其他试样种类。

3.2 试样的采集方法

a）气体试样：硅胶管采样，100mL/min 流量采集 15min。
b）液体试样（酒类或饮料）：使用具塞或加盖的塑料瓶，采样量≥200mL。
c）血液试样：使用具塞的抗凝试管盛放，采血量≥10mL。
d）尿液试样：使用具塞或加盖的塑料瓶，采样量≥50mL。

3.3 试样的保存和运输

所有试样采集后最好在 4℃条件下冷藏保存和运输，如无条件冷藏保存运输，试样应在采集后 24h 内进行实验室检测。所有实验室检测完毕的试样，应在冷冻条件下保存 3 个月，备用于实验室复核。

3.4 推荐的实验室检测方法

a）气相色谱法测定蒸馏酒及配制酒中甲醇（GB/T 5009.48.4.2—2003）。
b）顶空气相色谱法定性及定量分析血、尿中甲醇（GA/T 105—1995）。
c）气相色谱法（热解析）测定空气中甲醇（GB/T 160.48.4—2007）。
d）品红－亚硫酸比色法检测酒类产品中甲醇（GB/T 5009.48.4.3—2003）。

4 医院内救治

4.1 病人交接

中毒病人送到医院后，由接诊医院的接诊医护人员与转送人员对中毒病人的相关信息进行交接，并签字确认。

4.2 诊断和诊断分级

救治医生向中毒病人或陪护人员询问病史，对中毒病人进行体格检查和实验室检查，确认中毒病人的诊断，并进行诊断分级。

a）观察对象

接触甲醇后，出现头痛、头晕、乏力、视物模糊等症状和眼、上呼吸道黏膜刺激症状，并于脱离接触后短时间内恢复者。

　　b）轻度中毒

　　具备以下任何一项者,可诊断为轻度中毒:

　　i 轻至中度意识障碍;

　　ii 视乳头充血、视乳头视网膜水肿或视野检查有中心或旁中心暗点;

　　iii 轻度代谢性酸中毒。

　　c）重度中毒

　　具备以下任何一项者,可诊断为重度中毒:

　　i 重度意识障碍;

　　ii 视力急剧下降,甚至失明或视神经萎缩;

　　iii 严重代谢性酸中毒。

4.3　治疗

　　接诊医院对所接收的中毒病人确认诊断和进行诊断分级后,根据病情的严重程度将病人送往不同科室进行进一步救治。观察对象可留观,轻度中毒病人住院治疗,重度中毒病人立即监护抢救治疗。

　　4.3.1　清除毒物

　　a）洗胃：经口中毒的病人,病程早期应尽快进行洗胃。

　　b）血液透析：血液透析可以清除血液中的甲醇和毒性代谢产物甲酸,纠正代谢性酸中毒和电解质紊乱,应当尽早实施。出现以下指征之一者可考虑进行血液透析：口服纯甲醇量 >30mL；血液甲醇浓度 >15.6mmol/L（500mg/L），或血液甲酸浓度 >4.34mmol/L（200mg/L）；出现代谢性酸中毒；出现视神经障碍；出现意识障碍。

　　4.3.2　解毒药物

　　a）乙醇：可使用10%乙醇溶液 100～200mL 静脉滴注,每日1～2次,连用3天,严重者可延长治疗时间。其间应当经常测定血液乙醇浓度,宜维持在21.7～32.6mmol/L（1000～1500mg/L）。当血液甲醇浓度低于6.24mmol/L（200mg/L）时,可以停止乙醇疗法。

　　b）叶酸：可以考虑使用叶酸,每日30～45mg,分2～3次肌内注射。

　　4.3.3　眼部处理

　　a）以无菌纱布敷料或眼罩覆盖双眼,以避免光线直接刺激。

　　b）肾上腺糖皮质激素：出现视神经损害者,可口服泼尼松5～10mg,每日3次,剂量和疗程根据病情调整；也可用地塞米松、654-2、普鲁卡因进行双侧球后注射。

　　c）同时补充多种维生素（如维生素 B_1、维生素 B_6）以及应用血管扩张剂。

4.3.4 纠正代谢性酸中毒

发生代谢性酸中毒时，可使用5%碳酸氢钠溶液予以纠正，并依据血气分析结果调整碳酸氢钠溶液用量。严重代谢性酸中毒应首选血液透析治疗。

4.3.5 其他对症支持治疗

加强营养、合理膳食，维持水、电解质及酸碱平衡，防治脑水肿，保护心、肝、肾等重要脏器功能。

5 应急反应的终止

中毒事件的危险源及其相关危险因素已被消除或有效控制，中毒食品和其他可疑毒物已经完全收缴和销毁，未出现新的中毒病人且原有病人病情稳定24h以上。

附件1 变色酸比色法半定量、定量检测白酒中的甲醇

1 适用范围

适用于80度以下蒸馏酒或配制酒中甲醇的测定。测定结果可作为初步判断事件性质的重要参考，不能作为确定事件性质的依据。重大突发事件性质的判定，建议采用气相色谱方法加以确认。

2 原理

甲醇在酸性条件下被高锰酸钾氧化成甲醛。甲醛与变色酸在硫酸溶液中发生反应，生成紫红色物质，显色深浅与甲醇含量成正比。与标准色阶目视比较半定量测定或于波长540nm处比色定量测定。

3 方法重要参数

3.1 检测范围：0.00～0.12g/100mL。

3.2 检测限：目视法 0.02g/100mL。

分光光度法 0.004g/100mL。

3.3 精密度(RSD)：≤10%。

3.4 准确度（回收率）：94%～105%。

3.5 全程测定时间：40min。

3.6 干扰：酒精度对反应有干扰，酒样需稀释到乙醇含量为6%左右方可消除干扰；酒中含有的甲醛会增加光密度，经过稀释不会影响测定结果。

4 仪器

分光光度计；25mL具塞比色管；水浴锅。

5 试剂

5.1 试剂(除甲醇为色谱纯外,其余均为分析纯)。

5.2 固体高锰酸钾、亚硫酸钠、变色酸。

5.3 磷酸溶液(1+5)。

5.4 硫酸溶液(4+1)。

5.5 无甲醇乙醇溶液:6%。

5.6 甲醇标准使用液:0.2g/L。

5.7 现配试剂

a) 高锰酸钾磷酸溶液:每测定管加约15mg高锰酸钾和0.5mL(1+5)磷酸溶液配成。按测定总用量一次配制。

b) 变色酸溶液:每管加约10mg变色酸和一滴重蒸水配成。按测定总用量一次配制。

6 设备

吸管、比色管、分光光度计、酒精比重计、温度计、量筒、水浴锅。

7 操作步骤

7.1 酒样稀释

根据实测到的乙醇浓度按下式计算取样体积:

$$V = \frac{5 \times 6}{酒样酒精度}$$

式中 V——取样体积,mL;

5——酒样稀释液体积,mL;

6——酒样稀释成的乙醇浓度,%。

取酒样 VmL 用重蒸水稀释定容到5mL,待测。

7.2 测定

7.2.1 制作标准曲线:取5支5mL具塞比色管,分别加入6%无甲醇乙醇溶液0.50mL、0.45mL、0.40mL、0.30mL、0.20mL。然后加入甲醇标准使用液0.00mL、0.05mL、0.10mL、0.20mL、0.30mL。(相当于换算成60度酒时甲醇浓度0.00g/100mL、0.02g/100mL、0.04g/100mL、0.08g/100mL、0.12g/100mL)。各管加入现配的高锰酸钾磷酸溶液0.50mL,加盖室温放置10min后,各管分次加入少量亚硫酸钠,直至溶液褪色。褪色后,加一滴变色酸溶液,沿壁缓慢加3.0mL(4+1)硫酸溶液。盖塞后,轻轻颠倒数次于70~80℃水浴加热10min,取出冷至室温。

7.2.2 样品测定:另取2支5mL具塞比色管,各加入稀释后的酒样0.50mL,测定方法同标准曲线。

a) 目视比色法:将样品管与标准系列进行目视比色。

b) 分光光度法：用零管调零，于540nm波长处测定吸光度值，以浓度为横坐标，吸光度为纵坐标，绘制标准工作曲线。从工作曲线查出试样中甲醇含量。

计算公式：

$$X = \frac{A \times 100}{V \times 0.5/5 \times 1000} \times \frac{60}{\text{酒精度数}}$$

式中 X——折成60度酒时的甲醇含量，g/100mL；

A——测定样品中甲醇含量，mg；

V——酒样取样量，mL；

5——酒样稀释液体积，mL；

0.5——酒样稀释液取量，mL。

附录6 急性硫化氢中毒事件卫生应急处置技术方案

硫化氢(H_2S)是一种窒息性气体,同时又有刺激性。急性硫化氢中毒是指短期内吸入较大量硫化氢气体后引起的以中枢神经系统、呼吸系统为主要靶器官的多器官损害的全身性疾病。

1 概述

硫化氢是一种比空气重的无色气体,有臭鸡蛋味,能溶于水。人最低致死浓度(MLC)约为 $1110mg/m^3 \cdot 5min$。

硫化氢主要通过呼吸道吸收进入人体。接触硫化氢的常见机会有:清理蓄粪池、污水沟、下水道等;造纸、工业废物处理、酿造、甜菜制糖等;渔舱;石油和天然气开采;其他,如液体肥料贮存和生产、人造纤维生产、制毡行业、橡胶硫化、硫染工艺等。

2 中毒事件的调查和现场处理

现场救援时首先要确保工作人员安全,同时要采取必要措施避免或减少公众健康受到进一步伤害。现场救援和调查工作要求必须2人以上协同进行,并且就事件现场控制措施(如通风、切断气源等)、救援人员的个体防护、现场隔离带设置、人员疏散等及时向现场指挥提出建议。

2.1 现场处置人员的个体防护

进入硫化氢浓度较高的环境内(例如出现昏迷/死亡病例或死亡动物的环境,或者现场快速检测硫化氢浓度高于 $430mg/m^3$),必须使用自给式空气呼吸器(SCBA),并佩带硫化氢气体报警器,皮肤防护无特殊要求;现场中毒病人中无昏迷/死亡病例,或现场快速检测硫化氢浓度在 $10 \sim 430mg/m^3$ 之间,选用可防 H_2S 气体和至少P2级别颗粒物的全面型呼吸防护器(参见GB 2890—2009),并佩带硫化氢气体报警器;进入已经开放通风,且现场快速检测硫化氢浓度低于 $10mg/m^3$,一般不需要穿个体防护装备。现场处置人员在进行井下和坑道救援与调查时，必须系好安全带（绳），并携带通信工具。

在开放空间开展现场救援和调查工作对防护服穿戴无特殊要求。

医疗救护人员在现场医疗区救治中毒病人时，无需穿戴防护装备。

2.2 中毒事件的调查

调查人员到达中毒现场后，应先了解中毒事件的概况。

现场勘查内容包括现场环境状况，气象条件，通风措施，生产工艺流程等相关情况，并尽早进行现场空气硫化氢浓度测定。

调查中毒病人及相关人员，了解事件发生的经过，人员接触毒物的时间、地点、方式，中毒人员数量、姓名、性别、工种、中毒的主要症状、体征、实验室检查及抢救经过。同时向临床救治单位进一步了解相关资料（如抢救过程、临床治疗资料、实验室检查结果等）。

对现场调查的资料做好记录，最好进行现场拍照、录音、录像等。取证材料要有被调查人的签字。

2.3 现场空气硫化氢的检测

现场空气中硫化氢快速检测设备均带有采气装置，要尽早对现场的空气进行检测。检测方法推荐使用检气管法或便携式硫化氢检测仪（附件1和附件2）。

2.4 中毒事件的确认和鉴别

2.4.1 中毒事件的确认标准

同时具有以下三点，可确认为急性硫化氢中毒事件：

a）中毒病人有硫化氢接触机会；

b）中毒病人短时间内出现以中枢神经系统和呼吸系统损害为主的临床表现，重症病人常出现猝死；

c）中毒现场或模拟现场检测确认有硫化氢存在。

2.4.2 中毒事件的鉴别

与急性一氧化碳中毒事件、急性氰化物中毒事件、单纯缺氧事件（如二氧化碳、氮气、甲烷、惰性气体等）以及急性有机溶剂中毒事件等相鉴别。

硫化氢中毒场所常伴随有二氧化碳、甲烷等有害气体，现场应同时监测可能产生的其他有害气体，以排除或确定混合气体引起的中毒事件。

2.5 现场医疗救援

现场医疗救援首先的措施是迅速将中毒病人移离中毒现场至空气新鲜处，脱去被污染衣服，松开衣领，保持呼吸道通畅，注意保暖。当出现大批中毒病人，应首先进行现场检伤分类，优先处理红标病人。

2.5.1 现场检伤分类

a) 红标，具有下列指标之一者：

昏迷；咯大量泡沫样痰；窒息；持续抽搐。

b) 黄标，具有下列指标之一者：

意识朦胧、混浊状态；抽搐；呼吸困难。

c) 绿标，具有下列指标者：

出现头痛、头晕、乏力、流泪、畏光、眼刺痛、流涕、咳嗽、胸闷等表现。

d) 黑标，同时具有下列指标者：

意识丧失，无自主呼吸，大动脉搏动消失，瞳孔散大。

2.5.2 现场治疗

对于红标病人要保持复苏体位，立即建立静脉通道；黄标病人应密切观察病情变化。出现反复抽搐、窒息等情况时，及时采取对症支持措施。绿标病人脱离环境后，暂不予特殊处理，观察病情变化。

2.5.3 病人转送

中毒病人经现场急救处理后，应立即就近转送至综合医院或中毒救治中心继续观察和治疗，有条件的可转运至有高压氧治疗条件的医院。

3 中毒试样的采集与检测

3.1 采集试样的选择

在中毒突发事件现场，空气试样是首选采集的试样。此外，可根据中毒事件的流行病学特点和卫生学调查结果，确定现场应采集的其他试样种类。

3.2 现场快速检测的试样采集方法

使用检气管法或便携式硫化氢检测仪，采样方法见仪器说明书。

3.3 实验室检测（如有必要）

3.3.1 试样的采集方法

在现场选择的采样点，串联2只各装有10.0mL吸收液（0.2%亚砷酸钠－0.5%碳酸铵）

的多孔玻板吸收管,以0.5L/min流量采集15min空气试样。

3.3.2 试样的保存和运输

采样后,封闭吸收管的进出气口,置于清洁的容器内运输和保存。试样至少可保存5天。

3.4 推荐的实验室检测方法

硫化氢的硝酸银比色法定量测定(GBZ/T 160.33.7—2004)。

4 医院内救治

4.1 病人交接

中毒病人送到医院后,由接收医院的接诊医护人员与转送人员对中毒病人的相关信息进行交接,并签字确认。

4.2 诊断和诊断分级

救治医生向中毒病人或陪护人员询问病史,对中毒病人进行体格检查和实验室检查,确认中毒病人的诊断,并进行诊断分级。

a) 观察对象

接触硫化氢后出现眼刺痛、畏光、流泪、结膜充血、咽部灼热感、咳嗽等眼和上呼吸道刺激表现,或有头痛、头晕、乏力、恶心等神经系统症状,脱离接触后在短时间内消失者。

b) 轻度中毒。具有下列之一者:

i 明显的头痛、头晕、乏力等症状,并出现轻度至中度意识障碍;

ii 急性气管-支气管炎或支气管周围炎。

c) 中度中毒。具有下列之一者:

i 意识障碍表现为浅至中度昏迷;

ii 急性支气管肺炎。

d) 重度中毒。具有下列之一者:

i 意识障碍程度达深昏迷或植物状态;

ii 肺水肿;

iii 猝死;

iv 多脏器衰竭。

4.3 治疗

接收医院对所接收的中毒病人确认诊断和进行诊断分级后,根据病情的严重程度将病人送往不同科室进行进一步救治。观察对象可留观,轻、中度中毒病人住院治疗,重度中毒病人立即监护抢救治疗。

4.3.1 一般治疗

中毒病人保持安静,卧床休息,密切观察其病情变化。出现眼部刺激症状时,可用生理盐水冲洗,然后交替用抗生素眼药水和可的松眼药水滴眼。

4.3.2 合理氧疗

可采用鼻导管或面罩给氧,发生严重急性呼吸衰竭时,给予呼吸机支持治疗。中、重度中毒病人可考虑进行高压氧治疗。

4.3.3 防治肺水肿和脑水肿

a) 肾上腺糖皮质激素:宜早期、适量、短程应用肾上腺糖皮质激素。可选用甲泼尼龙,一般使用剂量为每日、每公斤体重 1~4mg,起效后迅速减量,使用疗程一般不超过1周。或使用等效剂量的其他肾上腺糖皮质激素。

b) 保持呼吸道通畅:可给予支气管解痉剂和药物雾化吸入,必要时气管插管或气管切开。

c) 脱水剂和利尿剂:病程早期应适当控制液体出入量。根据病情需要,使用甘露醇、甘油果糖、呋塞米(速尿)等脱水剂和利尿剂。

4.3.4 其他对症、支持治疗

加强营养、合理膳食,注意水、电解质及酸碱平衡,防治继发感染,改善细胞代谢、促进脑细胞功能恢复,保护心脏功能,纠正心律失常等。

5 应急反应的终止

中毒事件的危险源及其相关危险因素已被消除或有效控制,未出现新的中毒病人且原有病人病情稳定24h以上。

附件1 检气管法定性、半定量测定空气中的硫化氢

1 适用范围

本方法适用于疑有硫化氢存在的情况下,选择相应测定范围的检测管,检测气体样品中硫化氢浓度。方法为定性和半定量测定。

2 原理

检气管由用适当试剂浸泡过的多孔颗粒状载体填充于玻璃管中制成,当被测气体以一定流速通过此管时,被测组分与试剂发生显色反应,根据生成有色化合物的颜色深度或填充柱的变色长度确定被测气体的浓度。

不同反应原理的检气管,颜色变化不同,参见检气管说明书。

3 方法重要参数

3.1 测定范围。可选用以下两种检气管:

低浓度 5~150ppm 或 7.5~230mg/m^3。

高浓度 50~1000ppm 或 75~1500mg/m^3。

3.2 精密度:$RSD \leq 10\%$。

3.3 准确度:当测试气体浓度在检气管测定范围的 1/3 以下时,测定值的相对误差应在 ±35% 以内;当测试气体浓度在检气管测定范围的 1/3 以上时,测定值的相对误差应在 ±25% 以内。

3.4 检出限:0.5ppm(低浓度时)。

3.5 全程测定时间:15s~3min。

3.6 干扰:1ppm 的氯、10ppm 的氯化氢、10ppm 的二氧化硫、200ppm 的二氯乙烯、50ppm 的硫化碳酰、50ppm 的二硫化碳、50ppm 的乙基硫醇和 200ppm 的氨无干扰。低浓度时二氧化氮产生负误差。

3.7 工作温度:-20~50℃。

3.8 环境湿度:15%~95%RH。

4 试剂和仪器

检气管、采样器。

5 操作步骤

5.1 使用气体快速检测管时,必须使用与之配套的手段采样。应根据现场情况和需要选择不同测量浓度范围的检气管。

5.2 割断检测管两端封口。

5.3 将检测管插在采样器进气口上,注意进气方向。

5.4 拉动采样器采气 100mL,待检测管中指示颜色变化终止,即可从色柱所指示刻度,读出数据。

6 质量控制

6.1 检气管使用要严格按照使用说明书操作。

6.2 严格控制采样体积。

6.3 注意检气管的有效期,一般有效期2年左右。

6.4 观察检测管时光线应充足,使用浅色的背景,与未用过的检测管进行比较。

6.5 采气时拉动采样器要用力均匀,保证检气管反应界面清晰、均匀,并使反应界面呈线形。

附件2 便携式硫化氢检测仪定量测定空气中的硫化氢

1 适用范围

本方法适用于疑有硫化氢存在的情况下,采用相应范围的传感器,检测气体试样中硫化氢浓度。方法为定量测定。

2 原理

内置采样泵,插入式电化学传感器。气体在电化学传感器上进行氧化还原反应,产生相应的电子信号,通过记录电信号的强度来估算硫化氢浓度的方法。

3 仪器必要的性能及参数条件

3.1 测定范围。可根据需要选用不同量程:

低浓度 0~100ppm 或 0~140mg/m^3。

高浓度 0~1000ppm 或 0~1400mg/m^3。

3.2 仪器误差:≤±0.5%(满量程)。

3.3 实时显示浓度、时间统计加权平均值,短期暴露平均值。

3.4 高对比度数字显示,高亮度 LED 指示灯和蜂鸣器报警。

3.5 分辨率:1%(满量程)。

3.6 响应时间:<30s。

3.7 自动标定与调零。

3.8 开机后全功能自动自检。

3.9 传感器寿命:≥2年。

3.10 校准:硫化氢标准气。

3.11 电源:充电电池,可以连续工作10h以上。

3.12 电池寿命:≥18个月。

3.13 工作温度:-20~50℃。

3.14 环境湿度:15%~99%RH。

3.15 安全:整机防爆。

3.16 有数据输出功能。

4 仪器可选择的性能及参数条件

4.1 可使用多种气体传感器。

4.2 音频和可视报警,可选振动报警。

4.3 可编程序,自动发出警报。

4.4 内置采样泵,并有一个气体采样器,用来采集现场试样,带回实验室做进一步分析。

4.5 设有数据采集器,可做连续监测。

5 测定

按照说明书操作。

校准、调零。

6 注意事项

6.1 电化学传感器有一定的效期,即使不用,也应定期更换。

6.2 注意电池的寿命,及时充电。

6.3 严格按照说明书要求,定期使用标准气进行校准。

6.4 注意仪器的响应时间和回零时间。

附录7 急性氯气中毒事件卫生应急处置技术方案

氯气(Cl_2)是一种刺激性气体。急性氯气中毒是指在短时间内吸入较大量氯气后引起的以呼吸系统损害为主的全身性疾病。

1 概述

氯气是一种比空气重的黄绿色、具有异臭和强烈刺激性的气体,可溶于水和碱溶液。在高热条件下与一氧化碳作用,生成毒性更大的光气。氯气浓度达 $10mg/m^3$ 以上,即可引起人出现明显的眼和呼吸道刺激症状,人最低致死浓度(MLC)约为 $1500mg/m^3 \cdot 5min$。

氯气主要经呼吸道吸入进入人体。接触氯气的常见机会有:氯气的制造,如食盐电解;氯的运输和贮存,液氯钢瓶、液氯蒸发罐和缓冲罐的意外爆炸,输氯管道爆裂,液氯钢瓶超装、错装、运输途中曝晒;氯碱工业、漂白剂、消毒剂、溶剂、颜料、塑料、合成纤维等的制造;制药业、皮革业、造纸业、印染工业以及医院、游泳池、自来水消毒等方面的应用。

2 中毒事件的调查和处理

现场救援时首先要确保工作人员安全,同时要采取必要措施避免或减少公众健康受到进一步伤害。现场救援和调查工作要求必须2人以上协同进行。

2.1 现场处置人员的个体防护

进入氯气浓度较高的环境内(如出现昏迷/死亡病例或死亡动物的氯气泄漏核心区域,或现场快速检测氯气浓度高于 $88mg/m^3$),必须使用自给式空气呼吸器(SCBA)和A级防护服,并佩带氯气气体报警器;进入氯气泄漏周边区域,或现场快速检测氯气浓度在 $1\sim88mg/m^3$ 之间,须选用可防B类气体和至少P2级别颗粒物的全面型呼吸防护器(参见GB 2890—2009),并佩带氯气气体报警器,对防护服穿戴无特殊要求。进入已经开放通风,且现场快速检测氯气浓度低于 $1mg/m^3$ 的环境,一般不需要穿戴个体防护装备。现场处置人员在进行搜救和调查时，应携带通信工具。

现场洗消人员在给液氯/高浓度氯气灼伤病人洗消时，应穿戴可防 B 类气体和至少 P2 级别颗粒物的全面型呼吸防护器、C 级防护服、化学防护手套和化学防护靴。

医疗救护人员在现场医疗区救治中毒病人时，无需穿戴防护装备。

2.2 中毒事件的调查

调查人员到达中毒现场后，应先了解中毒事件的概况。现场调查内容包括现场环境状况、气象条件、通风措施、生产工艺流程等相关情况，并尽早进行现场空气氯气浓度测定。同时，就事件现场控制措施（如通风、切断危害源等）、救援人员的个体防护、现场隔离带设置、人员疏散等向现场指挥提出建议。

调查中毒病人及相关人员，了解事件发生的经过，人员接触毒物的时间、地点、方式，中毒人员数量、姓名、性别、工种、中毒的主要症状、体征、实验室检查及抢救经过。同时向临床救治单位进一步了解相关资料（如抢救过程、临床治疗资料、实验室检查结果等）。

对现场调查的资料做好记录，进行现场拍照、录音等。取证材料要有被调查人的签字。

2.3 现场空气中氯气浓度的检测

现场空气中氯气快速检测设备均带有采气装置，要尽早对现场的空气进行检测。检测方法推荐使用检气管法或便携式氯气检测仪（附件1和附件2）。

2.4 中毒事件的确认和鉴别

2.4.1 中毒事件的确认标准

同时具有以上三点，可确认为急性氯气中毒事件：

a) 中毒病人有氯气接触机会；
b) 中毒病人短时间内出现以呼吸系统损害为主的临床表现；
c) 中毒现场空气采样氯气浓度增高，或有明确的氯气暴露证据。

2.4.2 中毒事件的鉴别

应注意与氨、二氧化硫等其他刺激性气体所导致中毒事件相鉴别。

2.5 现场医疗救援

现场医疗救援首要措施是迅速将中毒病人移离中毒现场至空气新鲜处，脱去被污染衣服，松开衣领，保持呼吸道通畅，注意保暖。当出现大批中毒病人，应首先进行现场检伤分类，优先处理红标病人。

2.5.1 现场检伤分类

a) 红标，具有下列指标之一者：

咯大量泡沫样痰；昏迷；窒息；严重呼吸困难。

b) 黄标，具有下列指标之一者：

眼灼伤；皮肤灼伤。

c) 绿标，具有下列指标者：

流泪、畏光、眼刺痛、流涕、呛咳等。

d) 黑标，同时具有下列指标者：

意识丧失，无自主呼吸，大动脉搏动消失，瞳孔散大。

2.5.2 现场医疗救援

红标病人要立即吸氧，建立静脉通道，可使用地塞米松10~20mg肌内注射或稀释后静脉注射。窒息者，立即予以开放气道；皮肤和眼灼伤者，立即以大量流动清水或生理盐水冲洗灼伤部位15min以上。黄标病人应密切观察病情变化，有条件可给予吸氧，及时采取对症治疗措施。绿标病人在脱离环境后，暂不予特殊处理，观察病情变化。

2.5.3 病人转送

中毒病人经现场急救处理后，应立即就近转送至综合医院或中毒救治中心继续观察和治疗。

3 中毒试样的采集与检测

3.1 采集试样的选择

在中毒突发事件现场，空气试样是首选采集的试样。此外，可根据中毒事件的现场调查结果，确定应采集的其他试样种类。

3.2 现场快速检测的试样采集方法

使用检气管法或便携式氯气检测仪，采样方法见仪器说明书。

3.3 实验室检测(如有必要)

3.3.1 试样的采集方法

在现场选择的采样点，将一只装有5.0mL吸收液(0.01%甲基橙-2%乙醇)的大型气泡吸收管，以500mL/min流量采集10min空气试样。

3.3.2 样品的保存和运输

采样后，封闭吸收管的进出气口，置清洁容器内运输和保存。样品应在48h内测定。

3.4 推荐的实验室检测方法

氯气的甲基橙分光光度法定量测定（GBZ/T 160.37—2004）。

4 医院内救治

4.1 病人交接

中毒病人送到医院后，由接诊医护人员与转送人员对中毒病人的相关信息交接，并签字确认。

4.2 诊断和诊断分级

救治医生向中毒病人或陪护人员询问病史，对中毒病人进行体格检查和实验室检查，确认中毒病人的诊断，并进行诊断分级。

a) 观察对象接触氯气后出现一过性眼和上呼吸道刺激症状，肺部无阳性体征或偶有散在性干啰音，胸部X线无异常表现。

b) 轻度中毒凡临床表现符合下列诊断之一者：

i 急性气管-支气管炎；

ii 急性支气管周围炎。

c) 中度中毒凡临床表现符合下列诊断之一者：

i 急性化学性支气管肺炎；

ii 局限性肺泡性肺水肿；

iii 间质性肺水肿；

iv 哮喘样发作。

d) 重度中毒符合下列表现之一者：

i 弥漫性肺泡性肺水肿或中央性肺水肿；

ii 急性呼吸窘迫综合征（ARDS）；

iii 严重窒息；

iv 出现气胸、纵隔气肿等严重并发症。

4.3 治疗

接收医院对所接收的中毒病人确认诊断和进行诊断分级后，根据病情的严重程度将病人送往不同科室进行进一步救治。观察对象严密观察至少24~48h。轻、中度中毒病人住院治疗，重度中毒病人立即监护抢救治疗。

4.3.1 一般治疗

中毒病人保持安静，卧床休息，密切观察其病情变化。出现眼部刺激症状时，可用生理盐水冲洗，然后交替用抗生素眼药水和可的松眼药水滴眼。

4.3.2 合理氧疗

可采用鼻导管或面罩给氧，维持动脉血氧饱和度在95%以上。发生急性呼吸衰竭，必要时给予机械通气。

4.3.3 防治肺水肿

a) 肾上腺糖皮质激素：应用原则是早期、适量、短程。可选用甲泼尼龙，一般使用剂量为每日、每公斤体重1~4mg，起效后迅速减量，使用疗程一般不超过1周。或使用等效剂量的其他肾上腺糖皮质激素。

b) 维持呼吸道通畅：可给予支气管解痉剂和药物雾化吸入，必要时应及时气管插管或气管切开。

c) 控制液体出入量：病程早期应适当控制液体出入量。根据病情需要，使用甘露醇、甘油果糖、呋塞米（速尿）等脱水剂和利尿剂。

4.3.4 其他对症、支持治疗

加强营养、合理膳食，注意水、电解质及酸碱平衡，防治继发感染，保护心、脑、肝、肾等重要脏器功能等。

5 应急反应的终止

中毒事件的危险源及其相关危险因素已被消除或有效控制，未出现新的中毒病人且原有病人病情稳定24h以上。

附件1 检气管法定性、半定量测定空气中的氯气

1 适用范围

本方法适用于疑有氯气存在的情况下，采用相应检测范围的检测管，检测气体试样中氯气浓度。方法为定性和半定量测定。

2 原理

将用适当试剂浸泡过的多孔颗粒状载体填充于玻璃管中制成，当被测气体以一定流速

通过此管时，被测组分与试剂发生显色反应，根据生成有色化合物的颜色深度或填充柱的变色长度确定被测气体的浓度。

3 方法重要参数

3.1 测定范围：可选用以下两种检测管：

低浓度 1～20ppm 或 3～60mg/m³。

高浓度 50～500ppm 或 150～1500mg/m³。

3.2 精密度：$RSD \leqslant 10\%$。

3.3 准确度：当测试气体浓度在检气管测定范围的 1/3 以下时，测定值的相对误差应在 ±35% 以内；当测试气体浓度在检气管测定范围的 1/3 以上时，测定值的相对误差应在 ±25% 以内。

3.4 检出限：0.5ppm。

3.5 全程测定时间：15s～3min。

3.6 工作温度：−20～50℃。

3.7 环境湿度：15%～99%RH。

4 试剂和仪器

检气管、采样器。

5 操作步骤

5.1 使用气体快速检测管时，必须使用与之配套的手段采样。一种气体检测管具有不同测量浓度范围的多种检测管，应用时可根据现场情况选择不同测量浓度范围的检测管。

5.2 割断检测管两端封口。

5.3 将检测管插在采样器进气口上，注意进气方向。

5.4 拉动采样器采气 100mL，待检测管中指示颜色变化终止，即可从色柱所指示刻度，读出数据。

6 质量控制

6.1 检气管使用要严格按照使用说明书操作，尤其是注意采样时间及检气管的有效期。

6.2 观察检测管时光线应充足，使用浅色的背景，与未用过的检测管进行比较。

6.3 采气时拉动采样器要用力均匀，保证检气管反应界面清晰、均匀，并使反应界面呈线形。

附件2 便携式氯气检测仪定量测定空气中的氯气

1 适用范围

本方法适用于疑有氯气存在的情况下，采用相应范围的传感器，检测气体试样中氯气浓度。方法为定量测定。

2 原理

内置采样泵，插入式电化学传感器。气体在电化学传感器上进行氧化还原反应，产生相应的电子信号，通过记录电信号的强度来估算氯气浓度。

3 仪器必要的性能及参数条件：

3.1 测定范围：0～100ppm 或 3～300mg/m^3。

3.2 仪器误差：≤5%（满量程）。

3.3 实时显示浓度、时间统计加权平均值，短期暴露平均值。

3.4 高对比度数字显示，高亮度 LED 指示灯和蜂鸣器报警。

3.5 最小示值：0.1ppm。

3.6 响应时间：小于 30s。

3.7 自动标定与调零。

3.8 开机后全功能自动自检。

3.9 传感器寿命：≥2 年。

3.10 电源：充电电池，可以连续工作 10h 以上。

3.11 电池寿命：≥18 个月。

3.12 工作温度：-20～50℃。

3.13 环境湿度：15%～99%RH。

3.14 安全：整机防爆。

3.15 有数据输出功能。

4 仪器可选择的性能及参数条件

4.1 可使用多种气体传感器。

4.2 音频和可视报警，可选振动报警。

4.3 可编程序，自动发出警报。

4.4 内置采样泵，并有一个气体采样器，用来采集现场试样，带回实验室做进一步分析。

4.5 设有数据采集器，可做连续监测。

5 测定

按照说明书操作。

校准、调零。

6 注意事项

6.1 电化学传感器有一定的效期，即使不用，也应定期更换。

6.2 注意电池的寿命，及时充电。

6.3 严格按照说明书要求，定期使用标准气进行校准。

6.4 注意仪器的响应时间和回零时间。

附录8 急性氰化物中毒事件卫生应急处置技术方案

凡能在空气中或人体组织内释出氰离子(CN^-)的氰化物均可引起急性中毒。急性氰化物中毒是指短时间内接触较大量氰化物后引起的以中枢神经系统损害为主的全身性疾病。

1 概述

氰化物可分为无机氰化物（统称为氰类）和有机氰化物（统称为腈类）。无机氰化物多为白色、略带苦杏仁味的晶体或粉末，多易溶于水；有机氰化物多为无色液体。氰化物多为高毒或中等毒性化合物（附件1）。

氰化物可经呼吸道、胃肠道和皮肤、黏膜吸收进入体内。接触氰化物的常见机会有：化工生产过程中生产氰化物或用氰化物作为原料制造药物、染料、有机合成树脂等；电镀行业如镀铜、镀铬等；采矿业（提取金、银、锌等）；塑料、尼龙等高分子聚合物燃烧产物。

2 中毒事件的调查和现场处理

现场救援时首先要确保工作人员安全，同时要采取必要措施避免或减少公众健康受到进一步伤害。现场救援和调查工作要求必须2人以上协同进行。

2.1 现场处置人员的个体防护

调查和处理经呼吸道和皮肤途径中毒的事件现场时，如现场出现昏迷/死亡病例或死亡动物，或者现场快速检测空气中氰化氢浓度高于$50mg/m^3$，必须使用自给式空气呼吸器（SCBA）和A级防护服，并佩带氰化氢气体报警器；进入已经开放通风，现场快速检测空气中氰化氢浓度低于$50mg/m^3$，须选用可防含B类气体和至少P2级别颗粒物的全面型呼吸防护器（参见GB 2890—2009），C级以上防护服、化学防护手套和化学防护靴，并佩带氰化氢气体报警器。

调查和处理经口途径中毒事件时，一般不必穿戴个体防护装备。现场采集可疑中毒食品试样时，须穿戴工作服、防颗粒物口罩、乳胶或化学防护手套。

现场救援人员给皮肤污染氰化物中毒病人洗消时，应选用可防含B类气体和至少P2级别颗粒物的全面型呼吸防护器、C级防护服、化学防护手套和化学防护靴。

医疗救护人员在现场医疗区救治中毒病人时，一般不必穿戴个体防护装备。

2.2 中毒事件的调查

调查人员到达中毒现场后，应先了解中毒事件的概况，然后进行中毒事件相关场所、人员等调查工作，并及时向中毒事件指挥部提出收集并封存所有可疑中毒食品以及其他可能导致本次中毒事件物品，事件现场控制措施（如通风、切断危害源等）、救援人员的个体防护、现场隔离带设置、人员疏散等方面的建议。

2.2.1 中毒事件相关场所的调查

经呼吸道和皮肤途径中毒事件的调查内容包括中毒现场环境状况、气象条件、通风措施、生产工艺流程、防护条件、接触人员情况等。经口途径中毒事件的调查对象为中毒事件涉及的食品生产、加工至食用整个过程的各个场所，调查内容包括食品加工过程（包括使用的原料和配料、调料、食品容器、使用的工具），食品的分装、储存条件等。

2.2.2 中毒事件相关人员的调查

调查对象包括中毒病人、目击证人及其他相关人员。调查内容包括了解中毒事件发生经过，中毒人员的接触时间、地点、途径以及物质种类，中毒人数、姓名、性别、工种，中毒的主要症状，中毒事件的进展情况、已经采取的紧急措施等。同时，还应向临床救治单位进一步了解相关资料（如抢救过程、临床治疗资料、实验室检查结果等）。

对现场调查的资料做好记录，进行现场拍照、录音等。取证材料要有被调查人的签字。

2.3 中毒样品的快速检测

现场空气中氰化氢的测定，推荐使用便携式氰化氢检测仪的方法（附件2）。当疑似氰化物中毒时，可使用对-邻试纸法现场快速定性检测食物、呕吐物、胃内容物中的氰化物（附件3）。有条件可使用茚三酮比色法现场定量测定白酒、粮食和水中的氰化物（附件4）。

2.4 中毒事件的确认和鉴别

2.4.1 中毒事件的确认标准

同时具有以下三点，可确认为急性氰化物中毒事件：

a) 中毒病人有氰化物接触机会；

b) 中毒病人短时间内出现以中枢神经系统损害为主的临床表现，重症病人常出现猝死；

c) 中毒现场空气采样氰化物浓度增高，中毒现场食物、病人呕吐物试样检出氰化物，病人尿硫氰酸盐显著增高。

2.4.2 中毒事件的鉴别

应注意与急性硫化氢、一氧化碳、有机溶剂、单纯窒息性气体、致痉挛性杀鼠剂中毒事件相鉴别。

2.5 现场医疗救援

经呼吸道和皮肤途径的中毒病人应立即移离中毒现场至空气新鲜处,保持呼吸道通畅。皮肤及黏膜污染者迅速脱去污染的衣物,以大量流动清水彻底冲洗污染皮肤或眼睛。经口途径中毒意识清晰的病人,应立即进行催吐。当出现大批中毒病人,应首先进行现场检伤分类,优先处理红标病人。

2.5.1 现场检伤分类

a) 红标,具有下列指标之一者:

意识障碍;抽搐;呼吸节律改变(叹气样呼吸、潮式呼吸);休克。

b) 绿标,具有下列指标者:

头痛,头晕,恶心,呕吐、胸部紧束感等。

d) 黑标,同时具有下列指标者:

意识丧失,无自主呼吸,大动脉搏动消失,瞳孔散大。

2.5.2 现场医疗救援

中毒病人保持安静休息,可间断给予亚硝酸异戊酯吸入,有条件时可给予吸氧治疗。红标病人立即用3%亚硝酸钠溶液10~15mL(6~12mg/kg)缓慢静脉注射(2mL/min),随后静脉注射25%~50%硫代硫酸钠溶液20~50mL,必要时1h后重复注射半量。如无亚硝酸钠也可用亚甲蓝替代,按5~10mg/kg稀释后静注,随后立即给予硫代硫酸钠静脉注射(剂量同上)。出现反复抽搐、休克等情况时,及时采取对症支持措施。绿标病人脱离环境后,暂不予特殊处理,观察病情变化。

2.5.3 中毒病人的转送

中毒病人经现场急救处理后,应立即就近转送至综合医院或中毒救治中心继续观察和治疗。

3 中毒试样的采集与检测

3.1 采集试样的选择

在中毒突发事件现场,空气试样及可疑中毒的食物、中毒病人的呕吐物、胃内容物是首选试样。另外，可根据中毒事件的现场调查结果，确定还应采集的其他试样种类。

3.2 试样的采集方法

3.2.1 空气试样的采集

a) 乙腈、丙烯腈空气试样的采集

以500mL/min流量采集15min空气于活性炭管上。采样后，立即封闭活性碳管两端，置清洁容器内运输和保存。试样在室温下可保存5天。

b) 丙酮氰醇空气试样的采集

在采样点，串联两只装有5.0mL吸收液（4g/L氢氧化钠溶液）的大型气泡吸收管，以200mL/min流量采集15min空气试样。采样后，立即封闭吸收管进出气口，置清洁容器内运输和保存。试样可保存7天。

3.2.2 其他试样的采集

呕吐物、胃内容物、固体食品和半流质食品使用具塞玻璃瓶或聚乙烯瓶密闭盛放，采样量50~100g，加少量100g/L氢氧化钠将氰化物加以固定。液体试样（血液除外）使用具塞玻璃瓶或聚乙烯瓶盛放，采样量300~500mL，用100g/L氢氧化钠溶液调节pH>12。尿液试样使用具塞或加盖的塑料瓶，采样量≥50mL。

3.3 试样的保存和运输

所有试样采集后最好在4℃条件下冷藏保存和运输，如无条件冷藏保存运输，试样应在采集后24h内进行实验室检测。所有实验室检测完毕的试样，应在冷冻条件下保存一周，以备实验室复核。

3.4 推荐的实验室检测方法

a) 氰化氢和氰化物的异菸酸钠-巴比妥酸钠分光光度法（GBZ/T 160.29.5—2004）。

b) 吡啶-巴比妥分光光度法测定尿中硫氰酸盐（WS/T 39—1996）。

c) 工作场所空气中腈类化合物的测定（GBZ/T 160.68—2007）。

4 医院内救治

4.1 病人交接

中毒病人送到医院后，由接诊医护人员与转送人员对中毒病人的相关信息进行交接，并签字确认。

4.2 诊断和诊断分级

救治医生向中毒病人或陪护人员询问病史,对中毒病人进行体格检查和实验室检查,确认中毒病人的诊断,并进行诊断分级。

a) 观察对象

短期接触氰化物后出现轻度头晕、头痛、胸闷、气短、心悸、可伴有眼刺痛、流泪、咽干等眼和上呼吸道刺激症状等表现,一般在脱离接触后短时间内恢复。

b) 轻度中毒。明显的头痛、头晕、胸闷、心悸、恶心、呕吐、乏力,并有下列情况之一者:

i 明显呼吸困难;

ii 轻至中度意识障碍,意识模糊,嗜睡,谵妄状态;

iii 轻度代谢性酸中毒。

c) 重度中毒。出现下列情况之一者:

i 昏迷;

ii 癫痫大发作样抽搐;

iii 严重代谢性酸中毒;

iv 猝死。

4.3 治疗

接收医院对所接收的中毒病人确认诊断和进行诊断分级后,根据病情的严重程度将病人送往不同科室进行进一步救治。观察对象留观24h,轻度中毒病人住院治疗,重度中毒病人立即监护抢救治疗。

4.3.1 清除毒物

脱去中毒病人污染的衣物,用肥皂水清洗污染的皮肤、毛发和指甲。眼部污染用生理盐水反复冲洗20min。经口中毒者立即用清水彻底洗胃,洗胃后可给予20%甘露醇导泻。

4.3.2 特效解毒剂

凡出现呼吸困难者应给予解毒药物治疗,常用的解毒治疗方法有亚硝酸钠 – 硫代硫酸钠疗法,如无亚硝酸钠,可选用亚甲蓝 – 硫代硫酸钠疗法。

a) 亚硝酸钠—硫代硫酸钠疗法:首先缓慢静脉注射3%亚硝酸钠溶液10~15mL,或按6~12mg/kg给药。然后,再静脉注射25%~50%硫代硫酸钠溶液20~50mL,必要时可重复给药。

b) 亚甲蓝-硫代硫酸钠疗法：亚甲蓝溶液按 5~10mg/kg 稀释后缓慢静脉注射，随后立即静脉注射 25%~50% 硫代硫酸钠溶液 20~50mL，必要时可重复给药。

c) 4-二甲氨基苯酚(4-DMAP)：立即肌内注射 10%4-DMAP2mL 后，缓慢静脉注射 25%~50% 硫代硫酸钠溶液 20~50mL，必要时可重复给药。

4.3.3 氧疗

可采用高流量吸氧治疗，重度中毒病人可考虑给予高压氧治疗。

4.3.4 对症支持治疗

保持呼吸道通畅，纠正代谢性酸中毒，维持水、电解质及酸碱平衡，防治继发感染。密切监护心、脑、肺等重要脏器功能，及时给予相应的治疗措施。

5 应急反应的终止

中毒事件的危险源及其相关危险因素已被消除或有效控制，中毒食品和其他可疑毒物已经完全收缴和销毁，未出现新的中毒病人且原有病人病情稳定 24h 以上。

附件1 氰化物的理化性质和毒性(表1)

表1 氰化物的理化性质和毒性

名称	分子式	理化性质	LD_{50}/(mg/kg)		备注
			经口	经皮	
氰化氢（氢氰酸）	HCN	常温常压下为无色透明液体，有苦杏仁味，易蒸发，易溶于水、乙醇、乙醚、苯、氯仿等，水溶液称为氢氰酸			人口服 MLD 值为 $(0.7~3.5)$mg/kg 人吸入 10min 的 MLC 值约为 200mg/m^3，人吸入 30min 的 MLC 值约为 150mg/m^3
氰化钾	KCN	白色晶体，略带苦杏仁味，易溶于水，微溶于乙醇，在空气中潮解或遇酸性物质时放出氰化氢	大鼠5.0		人口服 MLD 值约为 2mg/kg
氰化钠	NaCN	白色晶体，略带苦杏仁味，溶于水，微溶于乙醇，在空气中潮解或遇酸性物质时放出氰化氢	大鼠6.4		人口服 MLD 值为 $(1~2)$mg/kg
氰化钙	Ca(CN)$_2$	白色晶体或粉末，有明显苦杏仁味，易溶于水，并解离出氰化氢；可溶于乙醇，遇酸能析出氰化氢			毒性比氰化钠略低

续表

名称	分子式	理化性质	LD_{50}/(mg/kg) 经口	LD_{50}/(mg/kg) 经皮	备注
氯化氰	CNCl	无色气体或液体,易蒸发,有强烈刺激性臭味,溶于水及有机溶剂;遇水缓慢水解出氢氰酸和盐酸			人吸入30min的MLC值约为120mg/m³
溴化氰	CNBr	无色晶体,易蒸发,有刺激性臭味,溶于水、乙醇和乙醚			人吸入10min的MLC值约为400mg/m³
乙腈	CH_3CN	无色有芳香味的液体,易蒸发,溶于水,可与乙醇、乙醚、丙酮、氯仿等混溶,受热可释放出氰化氢	小鼠200~453	兔约1000	
丙腈	C_2H_5CN	无色液体,溶于水,可与乙醇混溶,微溶于乙醚,受热可释放出氰化氢	大鼠50~100	兔0.2mL/kg	
丙烯腈	CH_2CHCN	无色易蒸发液体,具有特殊气味,易燃烧,微溶于水,溶于各种有机溶剂	大鼠78~93		人口服MLD值为(50~500)mg/kg
丙酮氰醇	$(CH_3)_2C(OH)CN$	无色液体,溶于水、乙醇、乙醚、丙酮、苯	大鼠约140	兔经皮100 mg/kg后均死亡	人经皮吸收毒性大

注:MLD值——最低致死剂量;MLC值——最低致死浓度。

附件2 便携式氰化氢检测仪快速定量测定空气中的氰化氢

1 适用范围

本方法适用于疑有氰化氢存在的情况下,采用相应范围的传感器,检测气体试样中氰化氢浓度。方法为定量测定。

2 原理

内置采样泵,插入式电化学传感器。气体在电化学传感器上进行氧化还原反应,产生相应的电子信号,通过记录电信号的强度来估算氰化氢浓度。

3 仪器必要的性能及参数条件

3.1 测定范围:0~100ppm或3~120mg/m³。

3.2 分辨率:1ppm。

3.3 实时显示浓度、时间统计加权平均值,短期暴露平均值。

3.4 高对比度数字显示,高亮度LED指示灯和蜂鸣器报警。

3.5 测定误差:≤±5%(满量程)。

3.6 响应时间:小于30s。

3.7 恢复时间：小于60s。

3.8 开机后全功能自动自检。

3.9 传感器寿命：≥2年。

3.10 电源：充电电池，可以连续工作10h以上。

3.11 电池寿命：≥12个月。

3.12 工作温度：-20~50℃。

3.13 环境湿度：15%~99%RH（非冷凝）。

3.14 安全：整机防爆。

3.15 有数据输出功能。

4 仪器可选择的性能及参数条件

4.1 可使用多种气体传感器。

4.2 音频和可视报警，可选振动报警。

4.3 可编程序，自动发出警报。

4.4 内置采样泵，并有一个气体采样器，用来采集现场试样，带回实验室做进一步分析。

4.5 设有数据采集器，可做连续监测。

5 测定

按照说明书操作。校准、调零。

6 注意事项

6.1 电化学传感器有一定的效期，即使不用，也应定期更换。

6.2 注意电池的寿命，及时充电。

6.3 严格按照说明书要求，定期使用标准气进行校准。

6.4 注意仪器的响应时间和回零时间。

附件3 对-邻试纸法定性检测食物、呕吐物、胃内容物中的氰化物

1 适用范围

本方法适用于食品、呕吐物和胃内容物中氰化物的定性测定。环境样本和生物样本中氰化物定性测定可作为初步判断事件性质的重要参考，不能作为确定事件性质的依据。

2 原理

CN^-与对硝基苯甲醛缩合为苯偶姻，在碱性条件下，苯偶姻使邻二硝基苯还原，产生典型的紫色反应进行定性。

3 方法主要参数

3.1 最低检出限：1mg/kg。

3.2 干扰：硫化物对测定有干扰，使用醋酸铅棉可消除干扰。

3.3 全程测定时间：10~20min。

4 器材与试剂

4.1 器材：100mL锥形瓶，玻璃棒，小塑料管（可用微量加液器的吸头），定性滤纸，滴管数支，平口吸球，打孔胶塞。

4.2 试剂：酒石酸或硫酸氢钾；20g/L氢氧化钠溶液；对硝基苯甲醛；邻-二硝基苯；无水乙醇；10%醋酸铅；脱脂棉。

4.2.1 硝基苯甲醛和邻二硝基苯溶液的制备

称取硝基苯甲醛1.5g和邻二硝基苯1.7g，溶于100mL乙醇中。

4.2.2 对硝基苯甲醛和邻-二硝基苯试纸的制备

将普通定性滤纸裁成0.5cm×4cm，浸泡在硝基苯甲醛和邻二硝基苯溶液中（4.2.1），5min后取出，自然晾干，置于干燥瓶中备用。

4.2.3 10%醋酸铅棉制备

用10%醋酸铅溶液浸透脱脂棉，压除多余溶液并使疏松，100℃下干燥后，置于干燥瓶中保存。

5 分析步骤

取小塑料管并将其插入打孔胶塞中，管内下端塞少许醋酸铅棉（4.2.3），临用前将对硝基苯甲醛和邻-二硝基苯试纸用20g/L氢氧化钠溶液湿润，置于醋酸铅棉上方，套上平口吸球。

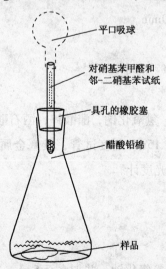

对-邻试纸法测定氰化物装置示意图

在锥形瓶中加入2g(2mL)试样、5mL水以及100mg酒石酸,迅速将带有小试管的胶塞塞紧,反应数分钟后,观察小塑料管内试纸变色情况。

6 结果判定

阳性:试纸显紫色。

阴性:试纸不显色。

氰化物的含量越高,试纸显色越快,颜色越深,色泽保留的时间也越长。

7 质量控制

检测时,应同时加做标准、空白平行试样。

8 注意事项

检测中,如果醋酸铅棉花全变为黑色,说明试样中含有过量硫化物,应加大醋酸铅棉花的用量,重新试验。

附件4 茚三酮比色法定量测定白酒、粮食和水中的氰化物

1 适用范围

本方法适用于白酒、粮食和水试样中氰化物的定量分析。

2 原理

在碱性条件下,CN^-可催化茚三酮自身氧化还原反应,迅速生成红棕色产物,其呈色深浅与氰化物含量成正比,于分光光度计上定量测定。

3 方法重要参数

3.1 线性范围:0.0~2.0mg/L。

3.2 最低检出限:0.5mg/kg。

3.3 全程测定时间:30~40min。

3.5 精密度(RSD):10%。

3.6 准确度(回收率):84%~106%。

4 试剂与器材

4.1 试剂:硅油(消泡剂):氢氧化钠,醋酸锌,酒石酸,碳酸钠,1茚三酮。

4.2 器材:100mL锥形瓶,15mL刻度试管,具塞金属导管,酒精炉,10mL比色管,5mL比色管,小型水浴杯,分光光度计。

5 操作步骤

5.1 试样前处理

5.1.1 白酒试样

按公式取酒样,然后加5mg氢氧化钠,并加水至5mL,摇匀后待用。

酒样体积 = 5×6/酒精度数

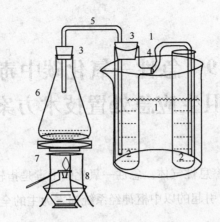

茚三酮比色法测定氰化物前处理装置示意图

1—水浴杯；2—氰化物吸收管；3—胶塞；4—乳胶管；5—金属导气弯管；
6—100mL 大锥形瓶；7—酒精炉支架；8—可调式酒精炉

5.1.2 粮食和水样

称取 2g(2mL)试样，置于 100mL 锥形瓶中，加 30mL 水，加 4 滴硅油(消泡剂)，另取 2 支 15mL 刻度试管，每管各加 5mg 氢氧化钠和 1mL 水，用具塞金属导管与锥形瓶连接起来，然后在锥形瓶中加入 0.5g 醋酸锌和 0.5g 酒石酸，迅速连接，置于酒精炉上，微火加热至沸腾(保持沸腾 5min)，收集两支管内馏出液近 10mL，取下吸收管，撤去热源，合并馏出液，加水至 10mL 刻度，混匀，待测。

5.2 分析步骤

5.2.1 绘制标准曲线

取 5mL 比色管 6 支，分别加入 1mg/L 的氰化物标准溶液 0.00mL、0.10mL、0.20mL、0.30mL、0.40mL、0.50mL，加 10mg 茚三酮和 40mg 碳酸钠，加水至 5mL，放置 1min 后，用 1cm 比色皿在 480nm 波长处读取吸光度值，以浓度为横坐标，吸光度为纵坐标，制作标准曲线。

5.2.2 试样分析

取试样处理液 1.0mL，加 40mg 碳酸钠和 10mg 茚三酮，加蒸馏水至 5mL 刻度，混匀后，白酒试样以外的试样室温放置 10min 显色后，进行测定；白酒试样于 30～40℃水浴 5min 显色后测定。

用测定标准系列的操作条件测定试样溶液和空白对照溶液。试样吸光度减去空白对照吸光度后，由标准曲线得出氰化物含量。

附录9 急性一氧化碳中毒事件卫生应急处置技术方案

一氧化碳(CO)是一种窒息性气体。急性一氧化碳中毒是指较短时间(数分钟至数小时)内吸入较大量一氧化碳后,引起的以中枢神经系统损害为主的全身性疾病。

1 概述

一氧化碳为无色、无嗅、无刺激性的气体,比空气稍轻。成人急性吸入中毒剂量约为 $600\text{mg}/(\text{m}^3 \cdot 10\text{min})$,或 $240\text{mg}/(\text{m}^3 \cdot 3\text{h})$;吸入最低致死剂量约为 $5726\text{mg}/(\text{m}^3 \cdot 5\text{min})$。

一氧化碳通过呼吸道吸收进入人体。接触一氧化碳的常见机会有:炼钢、炼焦等冶金生产;煤气生产;煤矿瓦斯爆炸;氨、丙酮、光气、甲醇等的化学合成;使用煤炉、土炕、火墙、炭火盆等;煤气灶或煤气管道泄漏;使用燃气热水器;汽车尾气;使用其他燃煤、燃气、燃油动力装备等。

2 中毒事件的调查和现场处理

现场救援时首先要确保工作人员安全,同时要采取必要措施避免或减少公众健康受到进一步伤害。现场救援和调查工作要求必须2人以上协同进行。

2.1 现场处置人员的个体防护

进入一氧化碳浓度较高的环境内(例如煤气泄漏未得到控制的事故现场核心区域,或者现场快速检测一氧化碳浓度高于 $1500\text{mg}/\text{m}^3$),须采用自给式空气呼吸器(SCBA),并佩带一氧化碳报警器,防护服无特殊要求;进入煤气泄漏事故现场周边区域,未开放通风的生活取暖、汽车尾气等中毒事件现场,须使用可防护一氧化碳和至少P2级别的颗粒物的全面罩呼吸防护器(参见 GB 2890—2009),并佩带一氧化碳气体报警器;进入已经开放通风的生活取暖、汽车废气等现场时,对个体防护装备无特殊要求。现场处置人员在进行井下和坑道救援和调查时,必须系好安全带(绳),并携带通信工具。

现场救援和调查工作对防护服穿戴无特殊要求。

医疗救护人员在现场医疗区救治中毒病人时，无需穿戴防护装备。

2.2 中毒事件的调查

调查人员到达中毒现场后，应先了解中毒事件的概况。

现场调查内容包括现场环境状况，气象条件，生产工艺流程，通风措施，煤炉、煤气灶、燃气热水器及其他（燃煤、燃气、燃油）动力装备以及煤气管道等相关情况，并尽早进行现场空气一氧化碳浓度测定。就事件现场控制措施（如通风、切断火源和气源等）、救援人员的个体防护、现场隔离带设置、人员疏散等向现场指挥人员提出建议。

调查中毒病人及中毒事件相关人员，了解事件发生的经过及中毒人数，中毒病人接触毒物的时间、地点、方式，中毒病人姓名、性别、中毒主要症状、体征、实验室检查及抢救经过等情况。同时向临床救治单位进一步了解相关资料（如事件发生过程、抢救过程、临床救治资料和实验室检查结果等）。

对现场调查的资料应做好记录，可进行现场拍照、录音等。取证材料要有被调查人的签字。

2.3 现场空气中一氧化碳浓度的检测

一氧化碳的现场空气试样检测设备均带有采气装置，争取采集中毒环境未开放前的空气试样，必要时可模拟事件过程，采集相应的空气试样。检测方法可使用 CO 检气管定性或半定量测定（附件 1），或使用不分光红外 CO 分析仪定量测定（附件 2，参照 GB 3095—1996，GB/T 18204.23—2000，GBZ/T 160.28—2004）。

2.4 中毒事件的确认和鉴别

2.4.1 中毒事件的确认标准

同时具有以下三点，可确认为急性一氧化碳中毒事件：

a) 中毒病人有一氧化碳接触机会；

b) 中毒病人短时间内出现以中枢神经系统损害为主的临床表现；

c) 中毒现场空气采样一氧化碳浓度增高，和/或中毒病人血中碳氧血红蛋白（HbCO）浓度大于 10%。

2.4.2 中毒事件的鉴别

与急性硫化氢、二氧化碳、氮气、甲烷和氰化氢中毒事件相鉴别，同时要注意是否存在混合窒息性气体中毒事件。

2.5 现场医疗救援

现场医疗救援首要措施是迅速将病人移离中毒现场至空气新鲜处，松开衣领，保持呼吸道通畅，并注意保暖。有条件应尽早给予吸氧。当出现大批中毒病人时，应首先进行检伤分类，优先处理红标病人。

2.5.1 现场检伤分类

a）红标，具有下列指标之一者：

昏迷；呼吸节律改变（叹气样呼吸、潮式呼吸）；休克；持续抽搐。

b）黄标，具有下列指标之一者：

意识朦胧、混浊状态；抽搐。

c）绿标，具有下列指标者：头昏、头痛、恶心、心悸、呕吐、乏力等表现。

d）黑标，同时具有下列指标者：

意识丧失，无自主呼吸，大动脉搏动消失，瞳孔散大。

2.5.2 现场医疗救援

对于红标病人要保持复苏体位，立即建立静脉通道；黄标病人应密切观察病情变化。出现反复抽搐、休克等情况时，及时采取对症支持措施。绿标病人脱离环境后，暂不予特殊处理，观察病情变化。

2.5.3 病人转运

中毒病人经现场急救处理后，尽可能转送至有高压氧治疗条件的医院进行治疗。

3 中毒血液试样的采集和检验

3.1 采集试样的选择

最好采集病人中毒 8h 内的血液；死亡病人可采集心腔内血液，可不受时间限制。

3.2 试样的采集方法

3.2.1 碳氧血红蛋白定性测定法

采集 1mL 静脉血放入肝素抗凝试管中密封保存。

3.2.2 碳氧血红蛋白的分光光度法

用采血吸管取末梢血约 10μL 直接注入小玻璃瓶中（小玻璃瓶事先加入 5g/L 肝素溶液 40μL），立即加帽，旋转混匀，密封保存。对死亡病人，用注射器抽取心腔血液 5mL 直接注入肝素抗凝的试管中，立即混匀，密封保存。

注意：采集容器大小以放入血液试样后只保留少量空间为宜，以防止留置过多空气干扰检测结果。

3.3 试样的保存和运输

血液试样置于冷藏环境中保存和运输，试样采集后应尽快检测，最好在24h内完成。

3.4 推荐的实验室方法

3.4.1 碳氧血红蛋白的定性测定(附件3)

3.4.2 碳氧血红蛋白的定量测定

血中碳氧血红蛋白的分光光度测定方法(参见 GBZ 23—2002)。

4 医院内救治

4.1 病人交接

中毒病人送到医院后，由接收医院的接诊医护人员与转送人员对中毒病人的相关信息进行交接，并签字确认。

4.2 诊断和诊断分级

救治医生对中毒病人或陪护人员进行病史询问，对中毒病人进行体格检查和实验室检查，确认中毒病人的诊断，并进行诊断分级。

a) 观察对象

出现头痛、头昏、心悸、恶心等症状，吸入新鲜空气后症状可消失。

b) 轻度中毒。具有以下任何一项表现者：

i 出现剧烈的头痛、头昏、四肢无力、恶心、呕吐；

ii 轻度至中度意识障碍，但无昏迷者。血液碳氧血红蛋白浓度可高于10%。

c) 中度中毒。除有上述症状外，意识障碍表现为浅至中度昏迷，经抢救后恢复且无明显并发症者。血液碳氧血红蛋白浓度可高于30%。

d) 重度中毒。具备以下任何一项者：

i 意识障碍程度达深昏迷或去大脑皮层状态。

ii 病人有意识障碍且并发有下列任何一项表现者：脑水肿；休克或严重的心肌损害；

肺水肿；呼吸衰竭；上消化道出血；脑局灶损害如锥体系或锥体外系损害体征。血液碳氧血红蛋白浓度可高于50%。

4.3 治疗

接收医院对所接收的中毒病人确认诊断和进行诊断分级后，根据病情的严重程度将病人送往不同科室进行进一步救治。观察对象可予以留观，轻、中度中毒病人收住院治疗，重度中毒病人立即给予监护抢救治疗。

4.3.1 改善脑组织供氧

a) 氧疗：可采用鼻导管或面罩给氧。条件允许时，中、重度急性一氧化碳中毒病人及时进行高压氧治疗。

b) 亚低温疗法：对中、重度中毒病人可采用冰帽、冰毯等物理降温措施，并可根据病情，结合采用人工冬眠疗法。

4.3.2 脑水肿治疗

a) 脱水剂：可给予甘露醇快速静脉滴注，如果出现肾功能不全，可静脉滴注甘油果糖，与甘露醇交替使用。

b) 利尿剂：一般给予呋塞米（速尿），根据病情确定使用剂量和疗程。

c) 肾上腺糖皮质激素：宜早期、适量、短程应用。

4.3.3 其他对症支持治疗

加强营养支持，改善脑细胞代谢，维持水、电解质与酸碱平衡，防治继发感染，出现肺水肿、休克、反复抽搐、呼吸衰竭者，及时给予相应的对症支持治疗措施。

迟发性脑病尚无特效治疗方法，一般采用高压氧疗法及应用改善脑微循环和促进神经细胞恢复的药物。鼓励病人进行适当的活动，并进行康复锻炼。

5 应急反应的终止

中毒事件的危险源及其相关危险因素已被消除或有效控制，未出现新的中毒病人且原有病人病情稳定24h以上。

附件1 CO检气管定性或半定量检测空气中的一氧化碳

1 适用范围

空气中一氧化碳定性或半定量检测。

2 原理

将用适当试剂浸泡过的多孔颗粒状载体填充于玻璃管中制成，当被测气体以一定流速通过此管时，被测组分与载体表面的试剂发生显色反应，根据生成有色化合物的颜色深度或填充柱的变色长度确定被测气体的浓度。

不同反应原理的检气管，颜色变化不同，参见检气管说明书。

3 检气管的特性

3.1 测量范围。可选用以下两种检气管：

低浓度 10～200mg/m³。

高浓度 200～5000mg/m³。

3.2 准确度：当测试气体浓度在检气管测定范围的1/3以下时，测定值的相对误差应在±35%以内；当测试气体浓度在检气管测定范围的1/3以上时，测定值的相对误差应在±25%以内。

3.3 精密度：10%～15%。

3.4 检出限：10mg/m³。

3.5 环境湿度：≤85%RH。

3.6 环境温度：0～35℃。

3.7 干扰：乙炔对测定CO有干扰。苯和硫化氢在极限阈值内无干扰。

3.8 全程测定时间：≤3min。

3.9 检气管为一次性产品，一年有效期。

4 试剂和仪器

检气管、采样器。

5 操作步骤

5.1 割断检测管两端封口。

5.2 将检测管插在采样器进气口上，注意进气方向。

5.3 拉动采样器采气100mL，将采气手柄拉至2挡，待检测管中指示颜色终止，即可从色柱所指示刻度，读出数据。

6 质量控制

检气管使用要严格按照使用说明书操作，尤其是注意采样时间及检气管的有效期。采气时平行测定同一试样至少4次，拉动采样器手柄时用力要均匀，以免读数时界面不均匀清晰。

附件2 不分光红外法快速定量测定空气中一氧化碳

1 适用范围

空气中一氧化碳定量检测。

2 原理

基于朗伯－比尔定律，气体对红外线有选择性吸收的原理设计而成。

3 方法重要参数

3.1 测量范围：$(0.1 \sim 100.0) \times 10^{-6}$ CO。

3.2 重复性：$\leqslant 1\%$ F·S。

3.3 预热时间：10min。

3.4 响应时间：$\leqslant 30$s。

3.5 稳定性：零点漂移 $\leqslant \pm 2\%$ F·S/h。

3.6 跨度漂移 $\leqslant \pm 2\%$ F·S/3h。

3.7 线性度：$\leqslant \pm 2\%$ F·S。

3.8 最低检出浓度：0.1×10^{-6}。

3.9 干扰误差：对 2000ppm$CO_2 \leqslant \pm 2\%$ F·S。

3.10 环境温度：0~35℃。

3.11 环境湿度：<85%RH。

3.12 电源：交流用220V市电，直流为内置的6V可充电电池供电。

3.13 仪器寿命：不低于5年。

4 仪器与试剂

不分光红外CO分析仪，CO标准气。

5 操作步骤

按照仪器说明书进行操作。

6 质量控制

零点变化不大时不必经常调整，终点也不必经常校准，经常使用时一周校一次即可，如发现每次终点变化不大则可更长时间进行校准。

6.1 仪器不用时，要将过滤器接在仪器入口与出口处（调零状态），使气路密闭既可保护气室，又可防止空气中的CO使霍加拉特失效。

6.2 校准气在用过之后，一定要将总阀关紧，以防漏气。

6.3 过滤器两头装有定性滤纸，以防尘。如滤纸受潮板结后，会将气路堵塞，所以发现后需要更换。取样手把中装有脱脂棉，受湿板结后可更换，只需极少量脱脂棉均匀拉松装入手把内，太多脱脂棉会影响进气量。

6.4 过滤器中的霍加拉特（黑色）是CO吸收剂，长期使用后会效力降低失活，此时会出现用过滤器循环回零缓慢或不能回零，需要更换霍加拉特，或用N_2气反吹。如使用得当一般可用半年以上，甚至一年以上。

6.5 每次测定时应连续读数至少4次,取其平均值上报结果。

附件3 碱化法定性测定碳氧血红蛋白

1 适用范围

用于一氧化碳中毒病人血中HbCO浓度的定性测定。

2 原理

一氧化碳中毒病人的血液与碱性试液混合后,液体颜色呈淡红色不变,无HbCO的正常人血液与试液混合物的颜色呈稻草黄色。

3 仪器和试剂

3.1 常规试管,吸管等。

3.2 蒸馏水。

3.3 NaOH溶液2.5mol/L(10%)。

4 方法

取试管2支,各加蒸馏水5mL,一支管加病人全血20μL混匀,另一支管中加健康不吸烟者的血20μL(阴性对照)。再将各管分别加入两滴NaOH溶液,立即混匀。

5 终点判定标准

将各管混匀后,判定本试验终点的开始时间为30s~1min。并观察到5min。

5.1 颜色由粉红色立即转变为稻草黄色为阴性(-)。

5.2 由粉红色变为淡淡粉红色为可疑(±)。

5.3 粉红色持续一定时间为阳性(+)。

5.4 混匀后变为红色并持续一定时间为强阳性(++)。

6 说明

6.1 应立即观察结果(开始观察时间30s~1min),放置时间过长(5~12min以上)会影响观察结果的准确性。

6.2 同时采健康不吸烟者的血样作为阴性对照,与病人试样同时测定,比较结果。

6.3 急性一氧化碳中毒存活病人脱离中毒环境8h以上者,HbCO浓度一般不超过10%时,定性检测有可能出现阴性结果。

6.4 吸烟者血中碳氧血红蛋白的含量可达4%以上,连续吸烟完全可以使血碳氧血红蛋白呈现弱阳性结果。

6.5 血中大量的HbF(胎儿血红蛋白)会干扰,呈假阳性。本试验终点的开始时间为30s~1min,并观察到5min。这样即可排除由于HbF含量增高造成的假阳性。

参 考 文 献

[1] 金泰廙，王生，邬春堂等. 现代职业卫生与职业医学. 北京：人民卫生出版社，2011.

[2] 李涛，陈曙旸，张敏. 职业中毒案例中国疾病预防控制中心职业卫生与中毒控制所组织编写. 北京：中国科学技术出版社，2009.

[3] 黄吉武. 毒理学基础. 北京：人民卫生出版社，2009.

[4] 卫生部卫生应急办公室. 突发中毒事件卫生应急预案及技术方案. 北京：人民卫生出版社，2011.

[5] 中国疾病预防控制中心职业卫生与中毒控制所组织编译. 危险化学品应急救援指南. 北京：中国科学技术出版社，2008.